主　审：屈　燕　姜世闻　中国疾病预防控制中心

主　编：王宇红　张　莉　兰州市疾病预防控制中心

副主编：史危安　冯菊英　兰州市疾病预防控制中心

编　委：（按照姓氏笔画排序）

　　　　万　莹　天津市结核病控制中心

　　　　王宇红　兰州市疾病预防控制中心

　　　　王尔平　兰州市中小学卫生保健所

　　　　王　嘉　中国疾病预防控制中心

　　　　方　倩　兰州市疾病预防控制中心

　　　　史危安　兰州市疾病预防控制中心

　　　　冯菊英　兰州市疾病预防控制中心

　　　　孙遵嬿　兰州市疾病预防控制中心

　　　　张　莉　兰州市疾病预防控制中心

　　　　张　岚　甘肃省疾病预防控制中心

　　　　张蕾蕾　兰州市疾病预防控制中心

　　　　房宏霞　深圳市龙华区慢性病防治中心

　　　　赵　飞　北京医院

　　　　侯　妍　兰州市疾病预防控制中心

　　　　曹向红　兰州市中小学卫生保健所

　　　　滕桂莲　兰州市疾病预防控制中心

绘　画：张　宇　北京尧一文化传媒有限公司

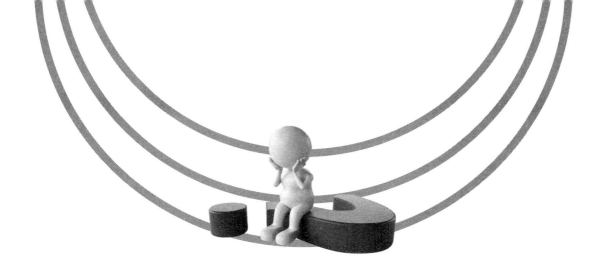

学校结核病防治知识

100 问

王宇红　张　莉　主　编

史危安　冯菊英　副主编

甘肃科学技术出版社

图书在版编目（CIP）数据

学校结核病防治知识100问 / 王宇红，张莉主编. --
兰州 : 甘肃科学技术出版社，2021.11（2023.9重印）
　ISBN 978-7-5424-2879-0

　Ⅰ. ①学… Ⅱ. ①王… ②张… Ⅲ. ①结核病-防治
-手册 Ⅳ. ①R52-62

　中国版本图书馆CIP数据核字(2021)第248443号

学校结核病防治知识100问

王宇红　张　莉　主　编
史危安　冯菊英　副主编

责任编辑　马婧怡
封面设计　雷们起

出　版　甘肃科学技术出版社
社　址　兰州市城关区曹家巷1号　　730030
电　话　0931-2131576（编辑部）　0931-8773237（发行部）

发　行　甘肃科学技术出版社　　印　刷　三河市铭诚印务有限公司
开　本　787毫米×1092毫米　1/16　印　张　12.5　字　数　160千
版　次　2021年12月第1版
印　次　2023年9月第2次印刷
印　数　1101~2150
书　号　ISBN　978-7-5424-2879-0　定　价　128.00元

前　言

结核病在我国仍然是严重影响人民身体健康的慢性传染病,我国也是全球结核病高负担国家。在政府强有力领导和全社会共同努力下,全国结核病疫情呈下降趋势,但由于我国人口基数大,每年新增结核患者仍较多,结核病疫情依然严重,防控工作任重道远。

肺结核是呼吸道传染病,易在聚集性人群中发生传播。学校是学生高度集中的场所,学生正处成长发育的关键阶段,受学业压力、作息习惯、体育锻炼、学习环境等因素影响,学生成为容易发生结核病的群体。学生如果发生结核病,可能在校园内造成传播流行,不仅影响师生身体健康、教学工作秩序,严重的还会给家庭和社会带来不良影响。因此,学校结核病防控是学校传染病防控和卫生保健工作的重要环节,需要师生和家长以及教育和卫生健康部门共同关注和协同努力。

学校结核病防控也是我国结核病防控工作的重要组成部分,国家卫生健康委员会和教育部多次联合下发学校结核病防控技术管理文件,指导各地规范开展校园结核病防控工作。2017年两部委联合印发《学校结核病防控工作规范(2017年版)》(以下简称《规范》),2020年制定并下发《中国学校结核病防控指南(2020年版)》(以下简称《指南》),进一步强化了教育和卫生系统各相关机构的职责和任务,规范了各项防控措施的实施要求。

为更加方便各级卫生健康和教育行政部门、学校、结核病防控和诊疗机构、师生和家长以及社会各界关注和支持学校结核病防控工作的机构与个人充分利用《指南》和《规范》高质量开展防控相关工作,我们组织专家编写了这本《学校结核病防治知识100问》。全书紧扣《指南》和《规范》要求,编撰形式图文并茂,语言通俗易懂,内容涵盖全面,表达简洁明快,措辞精准科学,是帮助落实《指南》和《规范》技术管理措施的良好辅助。

全书的主要内容包括结核病基本知识、学校结核病疫情状况及特点、各部门与机构在学校结核病防控中的职责、学校日常防控措施、肺结核患者的发现和治疗管理、患者密切接触者管理、学校结核病疫情处置等,用于指导各级卫生健康和教育行政部门、疾病预防控制机构(结核病防治机构)、结核病定点医疗机构、各级各类学校开展校园结核病防控管理和健康教育等工作;同时用于学生和家长、社会公众了解结核病,更好地预防结核病。

目　录

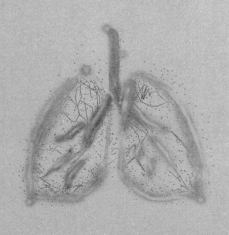

结核病认知篇

（一）结核病的基本知识

1. 什么是结核病?

结核病是由一种结核分枝杆菌的细菌感染人体后引起的慢性传染病。结核分枝杆菌像细长弯曲的小圆棒状,肉眼是看不到的,但是在高倍的显微镜下可以看得比较清楚。

结核分枝杆菌可以肆无忌惮地到达人体任何部位,人体各脏器除头发和指甲外都可发生结核病。结核分枝杆菌如到达肺脏生长,引起的疾病就叫肺结核;到达骨骼,就叫骨结核等。肺脏是最容易被侵犯的器官,肺结核占各种类型结核病的 80% 以上,所以我们通常所说的结核病主要指的就是肺结核,肺结核也是迄今为止夺去人类生命最多的传染病之一。

肺结核在当今依然是严重危害我国人民群众身体健康的重大传染病,被我国《传染病防治法》列为乙类法定报告和管理的传染病。19 世纪,在抗生素发明以前,肺结核给人类健康带来过巨大灾难,曾被称为"白色瘟疫",我国则把结核病称为"痨病",肺结核称为"肺痨"。过去人们常说的"十痨九死",就是十个人得了肺结核有九个人会死亡,这是对肺结核

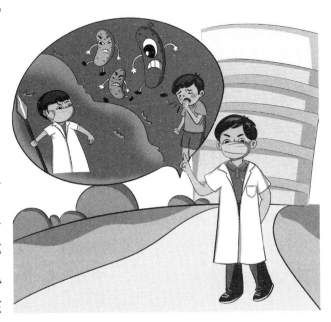

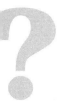
患者悲惨结局的真实写照。1943 年,抗生素链霉素研发成功,迎来了攻克结核病的真正转机。在随后的几十年里,多种抗结核药物问世,结核病的治疗取得突破性进展,由"十痨九死"变成"十痨九愈"。

2. 结核病的历史有多久?

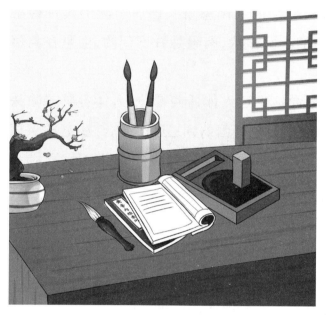

结核病的历史久远,相传人类存在前结核病就已在地球上定居了。考古学家通过对古人遗骸的研究,发现公元前 8000 年就已经有结核病的蛛丝马迹。最早有关结核病的文字记载,可追溯到古希腊医学家希波克拉底(公元前 460 年)的记录,他第一次详细记载了肺结核,且认为肺结核是一种传染性疾病。

我国最早的医书《黄帝内经素问》(公元前 722—前 221 年)上就有类似肺结核病症状的记载。宋代以前,结核病的名称有很多,诸如劳疰、虫疰、毒疰、肺痿疾、劳嗽、急痨等,这些危言耸听的名字,足见人们对此病所怀的恐惧之心。从宋代开始用痨瘵(痨病)作为结核病统称,代替了其他名称。从晚清至今,中医称肺结核为肺痨。西医传入我国后,一般将其称为肺结核。我国 2500 多年前就有结核病的踪迹,比如在我国长沙马王堆里出土的辛追夫人尸体肺部就发现了结核病的钙化病灶。

400 多年前,结核病曾随着欧洲工业革命兴起,大量人口从农村涌入城市,恶劣的生产和生活条件而使发病人数剧增,一度因无治疗办法,夺去了很多人的生命。我国在 1949 年前的境况也如此,直到有效的抗结核药物出现,结核病的治疗效果越来越好,病死率才大幅度降低,结核病患者才得以治愈康复。

3. 结核病的发病和死亡现状如何?

（1）全球结核病发病和死亡现状:据世界卫生组织《2021 年全球结核病报告》显示:2020 年全球估计有 987 万例新发结核病患者,相当于每天有 2.7 万人发病,每小时约发病 1119 人,每 10 万人就有 127 人发病。2020 年各国结核病发病率相差较大, 30 个结核病高负担国家占全球所有估算病例的 86%,其中 8 个国家占全球总数的 2/3:印度（26%）、中国（8.5%）、印度尼西亚（8.4%）、菲律宾（6.0%）、巴基斯坦（5.8%）、尼日利亚（4.6%）、孟加拉国（3.6%）和南非（3.3%）。2020 年, 57 个国家的结核病发病率低于 10/10 万,大多数分布在美洲区和欧洲区,少数分布在东地中海区和西太平洋区。30 个结核病高负担国家中的大多数国家发病率在 150~400/10 万,其中中非共和国、朝鲜民主主义人民共和国、加蓬、莱索托、菲律宾和南非等国的发病率高于 500/10 万。总体而言,近 20 年来全球结核病的发病人数和发病率都在呈现下降趋势。

2020 年,全球艾滋病病毒阴性人群的结核病死亡数从 2019 年的 121 万增加到 128 万,死亡率由 16/10 万上升到 17/10 万,这是自 2005 年以来结核病死亡数首次出现增加,其原因考虑与在新冠肺炎大流行期间,基本结核病诊断和治疗服务的提供和使用受到影响有关。

（2）我国结核病发病和死亡现状:我国是全球 30 个结核病高负担国家之一,世界卫生组织《2021 年全球结核病报告》显示:2020 年预计我国新发现结核病患者 84.2 万（占全球 8.5%),每 10 万人里约有 59 人发

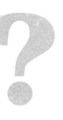

病，发病人数次于印度、位居全球第二位。

肺结核被我国定为乙类法定报告传染病。近年来，在法定报告的甲、乙类传染病中，肺结核发病数和死亡数一直位列第二位，是我国发病、死亡人数较多的传染病之一。

我国结核病的疫情基本特点是：农村高于城市，西部明显高于东部和中部地区，男性高于女性。0~14 岁报告发病率较低、15 岁报告发病率上升、在 20 岁达到小高峰、之后的年龄段发病是下降趋势，到 35 岁后又逐渐上升，75 岁及以上年龄组达到最高值。在报告的肺结核患者中，农牧渔民最多，其次为家务及待业、学生和离退人员等。

我国耐药肺结核的危害比较严重，耐药肺结核的负担位居全球第二位，成为我国结核病防治的一大挑战。

我国结核病的死亡率一直在比较低的水平，每 10 万人每年因结核病死亡约 2 人，其中农村结核病的死亡率明显高于城市；结核病死亡率随着年龄增加而升高，老年人群死亡率明显高于青壮年人群；男性结核病死亡高于女性。

4.《传染病防治法》里对肺结核的管理如何规定？为什么将肺结核列为乙类传染病进行管理？

我国的《传染病防治法》根据传染病病原体的传播方式、传播速度以及对人群的危害程度将传染病分为甲、乙、丙三类，其中甲类传染病最严重，为强制管理传染病；乙类传染病严重程度其次，为严格管理的传染病；丙类传染病为监测管理的传染病。目前我国法定传染病共 40 种，其中甲类传染病 2 种，为鼠疫和霍乱；乙类传染病 27 种，包括肺结核和新冠肺炎；丙类传染病 11 种。发现乙类传染病患者、病原携带者和疑似传染病患者时，城镇于 12 小时内、农村于 24 小时内向发病地的疾控机构报告。

根据我国结核病的流行和发病情况,肺结核被列为乙类传染病进行管理,其原因第一,肺结核是我国发病和死亡人数较多的传染病之一,是严重威胁人民健康的重大传染病;第二,肺结核通过呼吸道传播,人人都有可能感染,1名传染性肺结核患者若不加以治疗,1年平均可传染10~15名健康人;第三,如果是耐药肺结核,其传染性更强、危害更大、治疗周期更长、治疗花费更大、治愈率更低、社会危害更大;第四,结核病防治问题是公共卫生和社会问题,需要政府领导、多部门合作、全社会参与,严格依法进行管理和防控。

近期在全球流行的新冠肺炎与肺结核同属乙类传染病,也都是呼吸道传染病。新冠肺炎是急性传染病,肺结核是慢性传染病,结核菌感染是终生的,如果控制不力,会给患者和家庭带来更大的损失。我国依法管理新冠肺炎取得重大阶段性成果,结核病的防控要充分借鉴新冠肺炎的控制策略和措施,汲取宝贵的经验,来加速控制我国结核病的流行。

5. 肺结核是怎样传播的?

肺结核的传染源主要是向外界排出结核菌的肺结核患者,特别是痰里面含有结核菌的肺结核患者,尤其是在患者还未治疗以前,细菌生长活跃,传染性最强。

肺结核主要以飞沫的形式通过呼吸道传播,肺结核患者咳嗽、打喷嚏、大声说话或唱歌时,可以产生含结核菌的小飞沫,打喷嚏时产生的含菌飞沫数量最多,咳嗽排第二位。健康人可以因吸入含菌的小飞沫而受到感染。

肺结核还可通过尘埃传播,即痰里的结核菌随着尘埃飞扬在空中,被人们吸入后发生感染和发病。结核菌也可以通过其他途径传播,如消化道传播（饮用未经消毒的患结核病牛的牛奶）,因此加强牛奶消毒管理是避

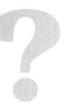

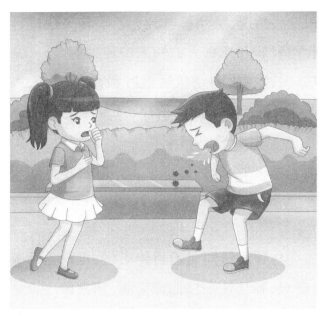

免感染的重要措施。还有极少部分是通过破损皮肤、黏膜接触等感染。

肺结核传染性的强弱除与患者排菌量、排菌时间、空气里含菌微滴的浓度、室内通风状况有关外，还与和患者接触的密切程度、时间长短和自身免疫状况等因素有关，距离患者越远，感染概率越小。不随地吐痰，咳嗽、打喷嚏掩住口鼻，加强室内开窗通风、换气等，均可降低空气中含细菌飞沫的浓度，减少肺结核的传播。

6. 肺结核的危害有哪些?

肺结核的危害主要体现在对个人、家庭和社会三方面。

从个人角度：肺结核会严重影响患者个人健康。肺结核主要侵犯人体肺部，如果治疗不及时、不彻底，病变会破坏正常肺组织，形成干酪坏死、空洞或纤维化，影响呼吸功能，降低生活质量，严重的还会导致劳动能力丧失，甚至死亡。

从家庭角度：肺结核通过呼吸道传播，传染性强，危及他人的身体健康。家庭成员往往与患者密切接触，大大增加被传染和发病的风险。患者发病期间，劳动能力减低或丧失，导致家庭收入减少，加上肺结核治疗费用的支出，使患病家庭雪上加霜，甚至发生因病致贫、因病返贫。

从社会角度：肺结核的致病元凶结核杆菌比较顽固，很容易在人群中进行传播,尤其是学校、集体单位等机构。如果防控措施不当,可能会引起多人发病的聚集性疫情,不仅危害个体健康,同时带来不良的社会影响。特别是耐药结核菌的传播更为严重,感染耐药结核菌的患者发病也是难治的耐药病例。因肺结核导致的生产能力的损失,会对社会经济发展和人群健康产生重要影响。

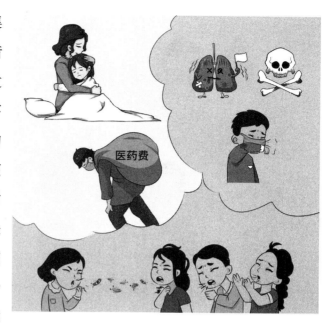

7. 哪些人容易感染结核菌?

我们每个人都是容易感染结核菌的个体。但是由于人体的免疫防御系统的保护作用,并不是所有接触结核菌的人都会受到病菌感染,接触后是否受到感染,除了与接触的结核菌的毒力、数量、接触次数等因素有关以外,主要与机体对结核菌的抵抗力有关。

通常容易受到结核菌感染的人包括:

(1)传染性肺结核患者的密切接触者:如与患者共同居住的家人(尤其是儿童)、同一办公室的同事、同教室或寝室的同学,以及其他长时间在通风不良环境中共同生活和工作的人群等,由于他们与患者有较长时间的密切接触,患者在说话、咳嗽、打喷嚏时排出的结核菌很容易被他们吸入而导致感染。

(2)免疫力低下的人群:如婴幼儿、青春期群体、老年人、营养不良者、

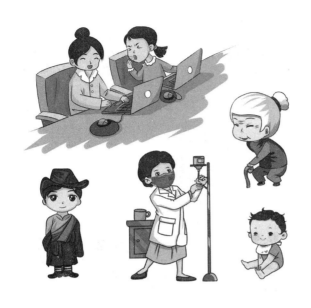

艾滋病病毒感染者、尘肺病患者、糖尿病患者、胃切除术后或长期使用免疫抑制剂的人等,这些群体抵抗力弱,容易受到结核菌的感染,也容易发生结核病。

(3)从未接触过结核菌的人群:如偏远山区的儿童或从未接种过卡介苗的婴幼儿人群,往往对结核菌也缺乏抵抗力。

(4)因职业关系接触肺结核患者或结核菌的人员:如结核病定点医疗机构、综合医疗机构呼吸科、健康体检等机构的工作人员,从事结核菌检测和菌株运输的人员等。由于他们从事与传染性肺结核患者或结核菌接触的职业,如果预防感染的措施不完善,如诊室缺乏有效的通风换气和消毒措施,或工作人员的感染防范认识不足、防护措施不当,都容易导致结核菌感染。

8. 什么是结核菌的潜伏感染?

结核菌潜伏感染(LTBI)是指机体内感染了结核菌,但没有发生临床上的结核病,也没有临床细菌学或者影像学方面的证据。全球大约每100个人里就有23个人(近17亿人)体内感染结核菌。

目前主要有两种对结核菌潜伏感染的检测方法:结核菌素皮肤试验(TST)和 γ–干扰素释放试验(IGRA)。结核菌素皮肤试验检测成本较低,应用广泛,但其检测结果容易受卡介苗(BCG)接种的交叉影响、非结核分枝杆菌（NTM）感染等因素的影响。γ－干扰素释放试验是近年新出现的一种检测方法，使用的抗原均为对结核分枝杆菌有特异性的抗原，刺激结核致敏性 T 淋巴细胞产生 γ 干扰素。IGRA 实验不受 BCG 接种的影响，具有较好的检测特异性，但 IGRA 检测成本较高，对检测设备和人员配备有一定要求，使该方法应用受到限制。

经上述方法检测，如确定存在结核感染，还要通过综合判断，包括有无临床症状、既往有无肺结核患者的密切接触史、体格检查、影像学检查和实验室检查等，排除全身任何部位隐蔽的结核病变，才能诊断为结核菌的潜伏感染。对符合要求的潜伏感染者可进行预防性的治疗。

9. 接触肺结核患者，一定会感染结核菌吗?

不一定都会感染。肺结核患者分为有传染性和无传染性，即患者向外排出结核菌和不排出结核菌两种情况，如果接触的患者是已经不排菌的患者，就不存在感染结核菌的风险。

即使接触正排菌的肺结核患者，也不一定都会感染结核菌。健康人接触过肺结核患者后，是否受到感染，主要取决于此患者是否已经接受有效的治疗。如果接受了有效的治疗，患者的排菌量一般会在 2 周后大幅度减少，传染性也大幅度下降。此外，也与接触的肺结核患者排出结核菌的数量多少、毒力强弱以及机体抵抗力高低有关。因此，肺结核患者一经确诊后尽快接受规律的治疗很重要，这样可以尽快减少或使传染性消失。

在日常生活中我们要养成良好的卫生习惯，室内勤开窗通风，确保空气流通，降低感染结核菌的风险；每天保证充足的睡眠，肉类和高蛋白食品与新鲜果蔬互相搭配，做到荤素和粗细粮均衡摄入；每天坚持锻炼身体，提高身体抵抗力，就能有效预防结核菌的感染。

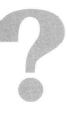
10. 人体感染结核菌后一定会发病吗?

不一定都会发病。人体初次感染结核菌后,会产生针对结核菌的特异性抵抗能力,降低或阻止结核菌繁殖,进而杀灭结核菌。从感染到发病是机体与结核菌互相斗争、互相制约的结果。

人体感染结核菌后是否发病取决于两个方面的因素,一是感染结核菌的毒力强弱和感染结核菌的数量的多少;二是身体的抵抗力状态,如身体抵抗力强,感染的结核菌数量少、毒力弱,机体就可以杀灭结核菌,不会发病;如身体抵抗力弱,感染的结核菌数量非常多、毒力又强,就不能阻止结核菌大量繁殖,人体就会发病;如感染的结核菌与身体抵抗力达成平衡状态时,结核菌会在人体内停留下来,成为潜伏感染者,这些潜伏感染者在抵抗能力低的时候,体内结核菌会趁机大量繁殖,破坏机体健康,引起结核病。

事实上90%的结核菌潜伏感染者都不会发病,只有约10%的感染者在一生中会最终发展为结核病,其中多数都是在感染后1～2年内发病。

11. 结核菌的抵抗力如何?

结核菌较一般致病菌的抵抗力要强。

首先结核菌的生存力较强,在室温和阴暗处的干燥痰内可存活6~8个月,黏附在飞扬的空气尘埃中其传染性可保持8~10天。结核菌一般较耐低温,在零下6℃~8℃时能存活4~5年。结核菌耐干热,痰内细菌在100℃下需4~5小时才能被杀灭。

但结核菌不耐湿热,在不同温度的湿热环境里杀灭时间不同:60℃ 30分钟、70℃ 10分钟、80℃ 5分钟、90℃ 1分钟可将其杀死,因此煮沸与高压蒸气消毒是最有效的灭菌方法之一。结核菌对光线和射线敏感,在太阳光直射下 2~7 小时死亡,患者用过的物品在强阳光下直晒半日,基本可达到消毒目的。

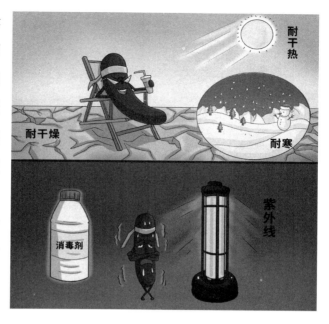

用化学消毒剂杀灭结核菌也很有效,如结核菌直接接触 70%~75% 乙醇、5~30 分钟可被杀死,因此可用于皮肤(如手)的消毒。但乙醇能凝固细菌蛋白,用膜包裹细菌体,短时间不能杀死细菌,故乙醇不用于痰的消毒。痰液消毒可用 0.5% 的 84 消毒液或 0.1% 的过氧乙酸浸泡 1 小时后再清洗,或用 5% 的碳酸与同样量的痰液混合, 24 小时可杀灭结核菌。结核菌对酸、碱抵抗力强。对普通细菌有较强杀菌作用的新洁尔灭,对结核菌几乎无消毒作用。

12. 肺结核流行的三个环节是什么?

肺结核在人群中流行的三个环节是传染源(即向外界排出结核菌的人)、传播结核菌的途径和易感人群,这三个环节如果循环往复,就会导致肺结核在人群中的流行蔓延。控制肺结核的流行就要针对这三个环节,控制传染源、使其不再发生结核杆菌的扩散,切断结核杆菌在人群中传播的途径,保护容易感染的人群免受结核菌侵犯或感染后不发生结核病。

肺结核的传染源主要是排菌的肺结核患者,当患者咳嗽、咳痰、打喷嚏或大声说话时,肺部病灶中的结核菌随呼吸道分泌物排出到空气中,健

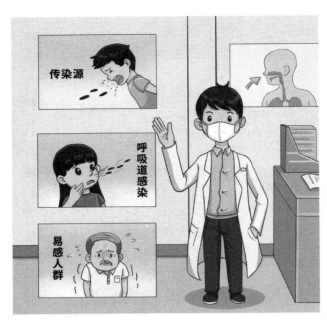

康人吸入后可能发生结核感染。是否感染主要取决于患者的排菌情况、毒力大小和排出飞沫的大小，往往越小的飞沫在空气中飘浮的时间越长、越容易被吸入，与患者接触越密切，受感染的机会越多，那些偶尔接触的人，被感染的机会小。

肺结核的主要感染途径是呼吸道传播，健康人吸入患者咳嗽、打喷嚏时喷出的带菌飞沫而受感染。另外饮用未经消毒的带有牛型结核分枝杆菌的牛乳，也可感染结核菌。

每个人都是结核菌的易感对象，婴儿出生接种卡介苗可有效预防儿童重症结核和结核性脑膜炎，但随年龄增长保护性会逐步降低。目前尚无有效用于成年人的结核疫苗，因此尽早发现每一位患者、加强个人健康防护、落实学校等集体单位人群传染病和结核病的日常管理工作，是目前结核病防控的主要有效措施。

13. 什么是耐药肺结核?

耐药肺结核，是指肺结核患者感染的结核菌对一种或多种抗结核药物治疗不敏感。耐药肺结核分为以下几种类型：

（1）单耐药肺结核：指结核菌对一种一线抗结核药物耐药；

（2）多耐药肺结核：指结核菌对一种以上的一线抗结核药物耐药，但不包括对异烟肼和利福平同时耐药；

（3）耐多药肺结核（MDR-TB）：指结核分枝杆菌对包括异烟肼和利福平同时耐药在内的至少两种以上的一线抗结核药物耐药；

（4）利福平耐药肺结核（RR-TB）：指结核分枝杆菌对利福平耐药，无论对其他抗结核药物是否耐药；

（5）广泛耐药肺结核（XDR-TB）：指符合MDR/RR-TB的定义，同时对任意氟喹诺酮类药物以及至少一种其他的药物（包括贝达喹啉和利奈唑胺）耐药。

耐药肺结核的产生主要有两个因素，一是健康人直接感染耐药菌而发生耐药肺结核；另一种情况为患者第一次感染结核菌为非耐药结核菌，但由于治疗不规范、用药不恰当，导致体内非耐药结核菌演变成耐药菌，耐药菌在体内大量繁殖，引起耐药肺结核。

耐药肺结核治疗时间长，往往需要18~20个月，治愈率仅为50%~60%。治疗费用高，往往是普通肺结核诊疗费用的几十倍甚至上百倍。耐药肺结核的社会危害大，如不及时发现和治疗，会在人群中不断传播，被感染的人一旦发病就是耐药肺结核。耐药肺结核是当前我国结核病防治的挑战之一，也是严重的公共卫生和社会问题，亟待解决。

14. 结核病防治核心信息和知识要点是什么？

（1）肺结核是长期严重危害人民健康的慢性传染病。结核病又叫"痨病"，由结核杆菌引起，主要侵害人体肺部，发生肺结核。肺结核在我国法定报告甲乙类传染病中发病和死亡数排在第二位；得了肺结核如发现不及时，治疗不彻底，会对健康造成严重危害，甚至可引起呼吸衰竭和死亡，给患者和家庭带来沉重的经济负担。

（2）肺结核主要通过呼吸道传播，人人都有可能被感染。肺结核是呼吸道传染病，很容易发生传播；肺结核患者通过咳嗽、咳痰、打喷嚏将结核

菌散播到空气中,健康人吸入带有结核菌的飞沫即可能受到感染;与肺结核患者共同居住、同室工作、学习的人都是肺结核患者的密切接触者,有可能感染结核菌,应及时到医院去检查排除;艾滋病毒感染者、免疫力低下者、糖尿病患者、尘肺患者、老年人等都是容易发病的人群,应每年定期进行结核病检查。

（3）咳嗽、咳痰 2 周以上,应怀疑感染了肺结核,要及时就诊。肺结核的常见症状是咳嗽、咳痰,如果这些症状持续 2 周以上,应高度怀疑感染了肺结核,要及时到医院检查。肺结核还会伴有痰中带血、低烧、夜间出汗、午后发热、胸痛、疲乏无力、体重减轻、呼吸困难等症状。怀疑感染了肺结核,要及时到当地结核病定点医疗机构就诊。县（区、旗）、地（市）、省（自治区、直辖市）等区域均设有结核病定点医疗机构。

（4）不随地吐痰,咳嗽、打喷嚏时掩口鼻,佩戴口罩可以减少肺结核的传播。肺结核患者咳嗽、打喷嚏时,应避让他人、遮掩口鼻;肺结核患者不要随地吐痰,要将痰液吐在有消毒液的带盖痰盂里,不方便时可将痰吐在消毒湿纸巾或密封痰袋里;肺结核患者尽量不去人群密集的公共场所,如必须去,应当佩戴口罩;居家治疗的肺结核患者,应尽量与他人分室居住,保持居室通风,佩戴口罩,避免家人被感染。肺结核可防可治,加强营养,提高人体抵抗力,有助于预防肺结核。

（5）规范全程治疗,绝大多数患者可以治愈,还可避免传染他人。肺结核治疗全程为 6~12 个月,耐药肺结核治疗全程为 9~20 个月;按医生要求规范治疗,绝大多数肺结核患者都可以治愈,恢复健康,同时保护家人;肺结核患者如果不规范治疗,容易产生耐药肺结核,患者一旦耐药,治愈率低,治疗费用高,社会危害非常大。

15.你知道世界防治结核病日的来历吗?

每年的 3 月 24 日是世界防治结核病日,这个纪念日的确定有着不同寻常的意义。1882 年 3 月 24 日,德国著名科学家罗伯特·科赫在柏林宣布发现结核病的致病元凶——结核杆菌,为结核病研究和控制工作提供了重要的科学基础,为可能消除结核病带来了希望。

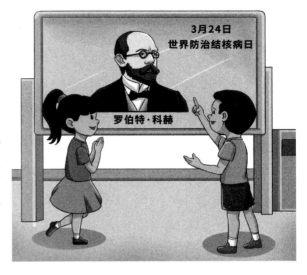

1982 年,在纪念罗伯特·科赫发现结核杆菌 100 周年活动上,有与会者提议要像其他世界卫生日一样设立世界防治结核病日(World TB Day)。1995 年底,世界卫生组织为更进一步推动全球结核病预防控制的宣传工作,唤起公众与结核病作斗争的意识,与其他国际组织的倡议达成共识,于是,1996 年 3 月 24 日,第一个世界防治结核病日诞生。

全球每年都会在 3 月 24 日期间组织各类宣传倡导活动,以提高公众关于结核病对健康、社会和经济的破坏性影响的认识,并督促为加快终止全球结核病流行而努力。

1996 年 2 月 8 日,我国原卫生部发文响应世界卫生组织的倡议,积极开展"3.24 世界防治结核病日"主题宣传活动。从 1996 年到 2021 年,我国已经连续开展了 26 年的主题宣传活动,在推动政府对结核病防治工作的关注和重视、优化结核病防治的社会氛围、提高公众对结核病防治知识的认识、提升全民结核病防治健康素养发挥了重要作用。

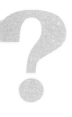
16. 肺结核的主要预防措施有哪些?

肺结核的预防与其他任何传染病一样,需要做好 3 个方面的措施:一是控制肺结核传染源,防止传播给其他人;二是切断结核菌传播途径,也就是使结核菌没有办法向周围传播;三是保护好易感人群,使健康人避免被结核菌感染。

首先,在肺结核的防控中最重要是控制传染源,即尽早发现隐藏在人群中的肺结核患者,并予以彻底治疗,缩短传染期,减少其对周围人的传染,这是迄今为止预防肺结核最有效、也是最重要的措施。

其次,切断结核菌的传播途径。肺结核以呼吸道传播为主,发现肺结核患者后要及时采取隔离等措施,减少患者与其他人(特别是家庭成员、同事、同学等)的密切接触。在必须与其他人接触时,患者要佩戴口罩,避免结核菌的扩散;患者要注意咳嗽、打喷嚏时不面对他人并用手帕或肘部掩住口鼻;不随地吐痰,要把痰吐在痰盂内,然后进行消毒处理。有传染性的肺结核患者应尽量避免与婴幼儿、老年人密切接触。要注意居住和工作环境的通风换气,通风最简单的做法是打开门窗让室内有自然风出入,建议每天至少通风 3 次,每次通风时间不少于 30 分钟。

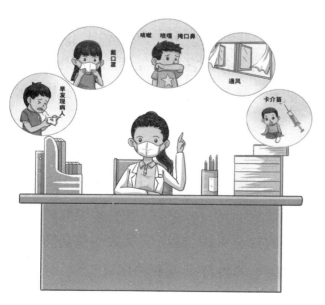

最后,保护容易受到感染的人群。首先给刚出生的婴幼儿接种卡介苗,对于预防儿童结核病,特别是预防儿童重症结核和结核性脑膜炎效果显著。另外对潜伏感染结核菌的人群可进行结核病的预防性治疗,因为结核菌可在人体内长期存在,一旦人体抵抗力降低,结核菌就可能快速繁殖导致发病。与传染性肺结核患者密切接触的 5 岁以下儿童和学生、艾滋病病毒感染者、使用肿瘤坏死因子治疗的患者、长期应用透析治疗的患者、器官移植或骨髓移植者、尘肺病患者、长期使用糖皮质激素或其他免疫抑制剂的患者等,都是潜伏感染的高发人群,也是需要重点防护的群体。

17. 接种卡介苗对成人有预防效果吗?

卡介苗对成人的保护作用尚无明确证据。首先,卡介苗不是终身免疫,人体免疫系统对卡介苗的“记忆”不是持久的,疫苗诱导的保护效果不断减弱直至消失,一般认为保护作用只能维持 10~15 年。目前大多数的观察和研究结果认为,成人接种卡介苗几乎是没有保护作用的。现在全球新的和更加有效的疫苗等工具正在紧锣密鼓的研发之中,一旦成功并用于人群广泛接种,就可最终达到彻底消灭结核病的目的。

18. 肺结核可以治好吗?

可以肯定地说,普通肺结核患者坚持规范治疗并完成规定的治疗疗程, 90% 及以上的患者是可以治好的。普通肺结核治疗全程需要 6~12 个月,耐药肺结核治疗全程需要 9~20 个月,治疗过程中需要多种有效药物联合使用,而且要按照医生要求坚持服药,不可随意停药或中断治疗。因服药时间较长,有的患者很难坚持完成全部疗程,为此,医生需要对患者进行服药管理,督促患者每天按时服药。

在服药后部分患者可能会出现胃肠不适、恶心、皮肤瘙痒、关节疼痛等不良反应,这属于服药后的正常现象,要及时和医生联系,以便妥善处

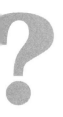
理,千万不要自行停药或者任意更改治疗方案,否则会影响治疗结果。在治疗过程中,医生会根据患者的症状缓解情况、胸部病灶吸收情况以及痰液细菌转阴情况等适时调整方案。

总之,严格遵从医嘱,按时规律服药,完成规定的疗程,才能彻底治好肺结核。

19. 肺结核治好后还会传染给别人吗?

在回答这个问题前,我们先要了解结核菌传播的环节。传染首要条件是传染源还存在,传染源是排菌的肺结核患者,通过咳嗽、咳痰、打喷嚏、唱歌、大声说话等方式将含有结核菌的飞沫排出,周围健康人吸入含菌飞沫而引起结核感染。

但肺结核患者一经治疗,传染性很快下降,通常接受治疗 2 周后,对周围人群的传染性已基本消失。传染性肺结核患者一经治愈,肺内原来存在的细菌被全部杀死,就不是传染源了,对周围的人已经不具有传染性,当然不会再将结核菌传染给周围的人。

那么怎样才算是肺结核完全治愈呢? 治愈的标准是肺结核患者必须按照规定的治疗方案治疗并完成全部疗程,痰液中再也检测不到结核杆菌,肺内原来的活动性病灶已吸收、钙化或者纤维化。

20. 不规则服药的危害是什么?

一般来说,肺结核患者如果能按照医生的要求规范治疗,绝大多数可以治愈,既能自己恢复健康,也可以保护家人和周围人的健康。

抗结核治疗最忌讳的就是"三天打鱼,两天晒网",肺结核患者一旦不坚持规律治疗,经常漏服药、间断服药或者擅自停药,很容易产生以下后果：第一，疾病不能得到治愈，患者体内的结核菌反复繁殖，形成慢性排菌状态；第二，患者的排菌期延长，意味着他的传染期也延长，造成结核菌传播，传染更多的健康人；第三，患者体内结核菌数量不断增加，导致结核菌容易产生耐药突变，一旦演变成耐药肺结核，会使治疗变得更加困难，严重者几乎无药可治。因此，每一位患者争取一次性治愈至关重要。

（二）学校结核病特点

21. 我国学校结核病的疫情现状和特点是什么？

（1）我国学校结核病的疫情现状

学校是人群集中的场所，也是肺结核聚集性疫情高发的场所，学校结核病防控一直是我国结核病防治工作的重点之一，尽管随着各项防控措施在各级各类学校的有效落实、防控工作规范性的不断提高，学校肺结核患者的发现水平也逐年得到提升，但校园聚集性疫情乃至学校结核病突发公共卫生事件仍时有发生，给师生的身体健康和校园正常的学习秩序带来较大的影响。总体而言，学生的肺结核报告发病数约占全人群报告发病数的 4%~6%，15~24 岁年龄组约占学生报告发病总数的 85%，即高中阶段、本专科阶段的学生发病数较多，尤其是 18 岁左右年龄组所占比例最高。从报告时间看，3~4 月份、9 月份为学生患者报告的发病高峰。发生肺结核聚集性疫情的学校以寄宿制学校和高中学校居多。

学校结核病控制有关千家万户，社会关注度高、影响力大，及时有效控制疫情，防范校园结核发生，成为卫生和教育部门共同的重要任务。

（2）我国学校结核病疫情有以下几个特点

①总体疫情呈下降的趋势。

②学生肺结核发病率低于普通人群。

③学龄前儿童、小学生发病数少，高中和大学生发病数多。

④西部地区疫情明显高于东部和中部地区。

⑤易发生校园聚集性疫情。

22. 为什么学生群体容易发生肺结核?

（1）我国每年新发的肺结核患者仍较多,而学生是结核病容易发生的群体,因此受到感染的机会就比较大。

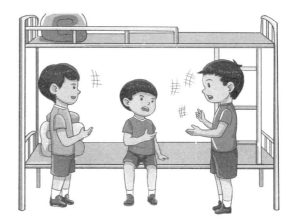

（2）学校学生高度集中,接触密切且频繁,校园活动范围广,感染结核菌的风险高。

（3）学生正处于青春期的发育阶段,机体免疫功能尚不完善,加上学习负担重、日常锻炼少,有的同学还迷恋网络,作息极不规律,感染结核菌后容易发病。

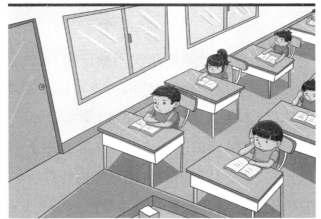

（4）学生对结核病防治知识了解不多,自我保护意识差,出现可疑症状后就诊和接受治疗不及时。

（5）学校结核病的日常管理和监测不够,新生体检结核病筛查落实不够,导致没有及时发现肺结核患者,致使疫情扩散。

23. 哪些学生容易患上肺结核?

学生是否容易患上肺结核受多种因素影响,包括身体抵抗力、学习强度、营养状态、心理状态等等。首先,学生在高三学习阶段容易患上结

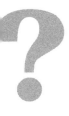

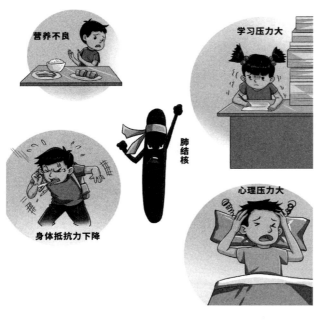

核病,高三时期面临升学考试,学习强度高,心理压力大,加上熬夜、饮食营养可能跟不上等因素导致身体抵抗力降低,容易发生结核病。其次,寄宿制学校的学生也容易发生结核病,主要原因是宿舍环境狭小、所住学生集中、互相接触频繁,饮食条件有限、远离亲人关怀,再加上开窗通风、个人卫生等日常防控措施落实不到位等。再就是休息不当经常熬夜的学生容易发生结核病,有的同学因为学习而经常熬夜;有的同学认为自己年轻、身体好,不注意生活的规律性,平常就养成了经常熬夜的不良习惯,这些不规律、不健康的生活更易使年轻人患上肺结核。男生较女生也更易发生结核病,主要是男生的生理和性格特点决定其做事不惜力气,又往往不善安排个人生活,体力、精力可能出现透支,导致抵抗力下降,为结核菌感染提供了可乘之机。还有那些体质消瘦、偏食、盲目减肥的学生以及不愿意参加集体活动/社会活动的学生,他们的抵抗力和身体的应激反应都比较差,容易患上肺结核。未接种卡介苗的学生也容易得结核病。

24. 如何预防学校结核病?

（1）高度重视学校结核病防治工作

学校结核病防治工作不仅是关系到学生和教职员工的身体健康,更重要的是关系到学校、家庭和社会的和谐稳定。各地教育、卫生健康等相关部门和机构,要加强对学校结核病防治工作的重视,支持学校结核病防治工作的开展,将学校结核病的各项防控措施落实到实处。

（2）加强学校师生的健康教育

各级各类学校要在疾病预防控制机构（结核病防治机构）的指导下,在学校开展师生的健康教育工作,提高师生对结核病危害的认识和个人防范意识。应将结核病防治宣传的核心知识纳入学校健康教育课程和校园防病保健的总体计划,保证健康教育工作持续、有效开展,同时建立评价与考核机制,检验学校、师生结核病防控工作落实的实际效果。

（3）把好新生入学的体检关口

制定并落实学校新生和在校期间的体检制度,对每位入校新生都要做好结核病相关检查,记录并建立健康档案,跟踪健康情况。对有家庭肺结核患者接触史的学生尤其要做好健康追踪。

（4）落实学校结核病防控的日常监测与管理

学校要利用学生晨检、因病缺勤和病因追踪等工作开展结核病的监测,对发现的肺结核可疑症状者或疑似肺结核患者要及时转至定点医疗机构进一步检查。对确诊的肺结核患者,学校要与疾病预防控制机构和定点医疗机构共同做好患者的治疗管理工作。对与肺结核患者密切接触的

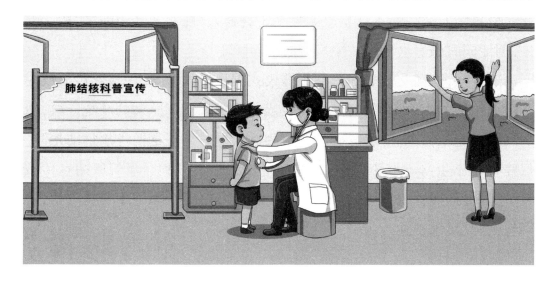

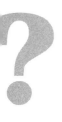
同学要及时开展结核病筛查,对筛查结果有问题的学生要做好健康观察和随访工作。

(5)加强学校环境卫生,倡导校园文明习惯

定期对校园、学校教室、宿舍、图书馆等公共场所的环境卫生开展治理。教室、宿舍、图书馆、食堂等室内环境定期开窗通风。提倡良好的个人卫生习惯和文明行为,不随地吐痰。

25. 为什么要把结核菌、艾滋病病毒双重感染预防也作为学校结核病防控的一项重要措施?

艾滋病,又称为获得性免疫缺陷综合征(AIDS),是由于机体感染人类免疫缺陷病毒(HIV)(亦称艾滋病病毒)而引发的慢性全身性疾病。结核菌、艾滋病病毒双重感染是指人类免疫缺陷病毒感染者或艾滋病患者同时感染了结核杆菌或患有结核病。

我国是全球艾滋病合并结核病高负担国家之一,艾滋病病毒感染阳性者合并感染结核菌后发展为结核病的机会是艾滋病病毒阴性者的30倍,结核菌感染是引起艾滋病病毒感染和艾滋病患者死亡的主要原因,结核病患者中艾滋病病毒感染也明显高于普通人群,两者互为因果,相互促进,因此同时做好这两种传染病的防控至关重要。

近年来,我国艾滋病的流行传播模式发生较大变化,性接触传播成为艾滋病传播的主要途径,青年学生也成为艾滋病病毒感染的高危人群,他们同时也是结核菌感染的高危人群,因此要同时做好这两种疾病的预防,保障青年学生身心健康。要对在校学生加强性健康和呼吸健康的宣传教育,培养他们树立安全、健康的性观念,养成良好的个人卫生行为习惯,防御疾病,利己又利他人。

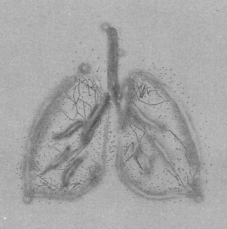

二

机构职责和督导考核篇

26. 什么是学校结核病防控属地化管理?

学校结核病防控工作是按照属地化管理的工作原则开展的,所谓属地化就是说学校坐落在哪个地区,就由哪个地区的相关部门负责管理。

依据属地化管理原则,学校结核病防控工作在地方政府领导下,由教育行政部门、卫生健康行政部门、疾病预防控制机构、医疗卫生机构以及学校等机构各司其职、各负其责、密切配合、共同落实实施。

(一)教育部门职责

27. 教育行政部门在学校结核病防控中的主要职责是什么?

教育行政部门主要承担学校结核病防控工作的组织领导工作,其主要职责可概括为四大方面:

(1)组织实施防控工作的目标责任考核

教育行政部门要将学校结核病防控工作纳入对学校的年度目标责任制考核内容,组织学校和卫生保健机构认真贯彻落实。

(2)制定落实防控策略和措施

配合卫生健康等部门

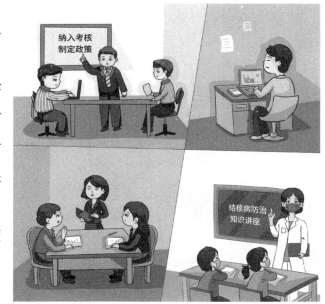

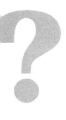
制定符合本地区实际的学校结核病防控对策、措施和工作计划；协同制定本地区学校健康体检、结核病检查 / 筛查工作方案并组织落实实施。

（3）组织技术培训和开展质量监控

在疾病预防控制机构指导下，组织开展对校医等有关人员的结核病防控工作培训。会同卫生健康部门对辖区内学校结核病防控工作的实施和落实质量进行定期督导检查。

（4）组织实施监测预警和疫情处理

负责组织监测辖区内学校结核病的发病情况，及时发布预警信息，提前做好各项防范。会同卫生健康部门落实学校结核病疫情处置相关经费等保障措施以及协助卫生健康部门做好疫情的调查处置等工作。

28. 学校在学校结核病防控中的主要职责是什么？

学校是落实学校结核病防控的主体责任部门，其主要职责是将卫生、教育有关部门和相关机构的工作部署落到实处。

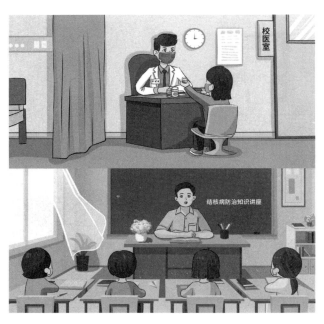

（1）承担学校结核病防控主体责任，做到有领导、有部门、有专人负责结核病防控工作

有领导，即一把手负总责、分管领导具体抓。

有部门，即成立校医院、医务室（保健室 / 卫生室）。

有专人，即由专门教师负责学校结核病防控工作，包括制定并实施日常的学校结核病防控工作计划、开展结核病疫情报告等。

（2）强化各项学校结核病常规预防控制措施

健康体检：学校要将结核病检查项目作为新生入学体检和教职员工常规体检的必查项目。

健康教育：学校要积极面向老师、学生和家长开展形式多样的结核病防控知识宣传教育活动。

学校环境卫生：保障学生学习和生活的人均使用空间面积；加强教室、宿舍、图书馆等人群聚集场所的通风换气；做好校园环境的清扫保洁。

监测与报告：落实学校日常晨检工作，建立因病缺勤、病因追查及登记制度，及时、规范地向辖区疾病预防控制机构（结核病防治机构）报告学校结核病的疫情信息。

（3）落实以患者管理和密切接触者筛查为主的防控措施，严防结核病在校园内传播蔓延

做好学生和教职员工肺结核患者的报告、登记、转诊和追踪。

配合开展患者密切接触者筛查工作及疫情处置工作。

对在校治疗的患者和接受预防性治疗的学生进行服药管理。

依据休复学/休复课诊断证明，对肺结核患者进行休复学/休复课管理。

疫情发生时做好全校师生及学生家长的健康教育和心理疏导工作，及时消除恐慌心理。

29. 卫生保健所在学校结核病防控中的主要职责是什么？

卫生保健所是教育部门与卫生部门的桥梁与纽带，它在学校结核病防控中的主要职责是：

（1）协助当地教育行政部门制定适合本地区实际的学校结核病防控

对策和措施。

（2）配合疾病预防控制机构（结核病防治机构）开展和指导中、小学生结核病防治工作，包括学生和教职员工的健康体检和健康教育等工作。

（3）配合疾病预防控制机构（结核病防治机构）开展学校结核病疫情监测和疫情调查、应急处置工作。

（二）卫生健康部门职责

30.卫生健康行政部门在学校结核病防控中的主要职责是什么?

卫生健康行政部门和教育行政部门一样,是学校结核病防控工作的组织领导方,其主要职责涉及三大方面:

（1）组织实施防控工作的目标责任考核

将学校结核病防控工作纳入当地卫生工作计划,实行目标考核。组织制定并落实学校结核病防控对策、措施以及结核病防控工作计划。

（2）组织防控工作落实和质量监控

组织各医疗卫生机构、中小学校卫生保健所及相关的学校贯彻落实各项结核病防控措施;组织医疗卫生机构为辖区内学校结核病防控工作提供技术支持和指导;会同教育行政部门对辖区内学校结核病防控工作进行定期监督检查。

（3）组织开展疫情调查处置

组织制定本地区学校结核病疫情应急处置方案,会同教育行政部门对事件进行调查和核实,组织专家进行风险评估、疫情研判,开展学校结核病突发公共卫生事件的通报、现场调查和处置等工作,会同教育行

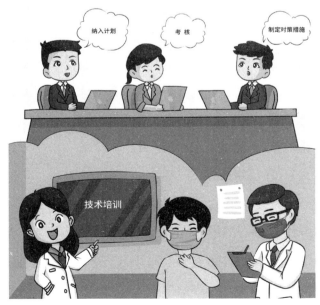

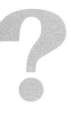

政部门落实疫情处置相关经费等保障措施。

31. 疾病预防控制机构在学校结核病防控中的主要职责是什么?

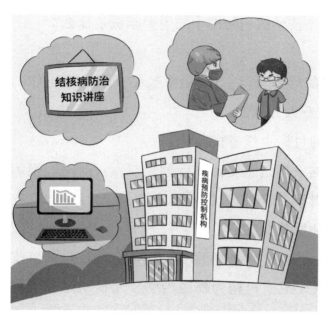

疾病预防控制机构(结核病防治机构)是学校结核病防控工作的主要技术部门,其主要职责有以下3个方面:

(1)提供技术支持

制定辖区内学校结核病防控工作计划,对学校结核病防控工作开展专业培训,为学校开展结核病防控知识健康教育和健康体检等工作提供技术支持和业务指导。

(2)开展疫情监测

负责开展学校肺结核单病例预警监测,利用传染病网络报告信息系统及各种渠道主动进行结核病疫情监测、及时开展信息的汇总分析、及时提出风险管理建议,如发现辖区学校出现结核病患者,及时实施规范处置。

(3)调查处置疫情

开展学校结核病散发疫情和突发公共卫生事件的调查与处置,以及事件的评估工作,包括组织疫情核实、现场调查、接触者筛查和后续处理、患者管理、结案建议等。指导学校开展健康教育和感染控制工作。协助学校开展师生的心理疏导。

32.医疗机构在学校结核病防控中的主要职责是什么?

医疗机构包括结核病定点医疗机构、非定点医疗机构和基层医疗卫生机构,它们在学校结核病防控工作中的职责不同。

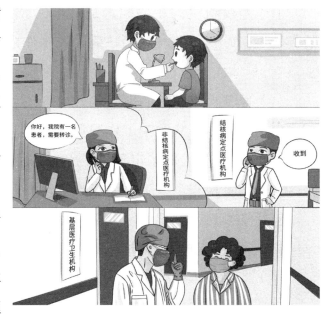

(1)结核病定点医疗机构

负责学校肺结核患者的诊断、报告、登记、治疗、健康教育、开具休复学/休复课诊断证明和随访管理工作;协助开展接触者筛查和疫情处置工作,开展住院患者的感染控制管理,负责预防性治疗及其随访检查工作。

(2)非结核病定点医疗机构

负责及时、规范报告发现的学校肺结核患者或疑似肺结核患者,并立即转诊至辖区内结核病定点医疗机构。

(3)基层医疗卫生机构

协助疾病预防控制机构(结核病防治机构)开展学校肺结核患者的信息核实,并在疾病预防控制机构(结核病防治机构)的指导下对肺结核疑似患者和患者开展转诊、追踪和接触者的筛查工作,以及患者出院后或居家治疗期间的服药管理和健康教育工作。

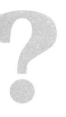

33. 卫生监督机构在学校结核病防控中的主要职责是什么？

卫生监督机构的主要职责是对学校、疾病预防控制机构（结核病防治机构）、医疗机构等学校结核病防控工作措施的落实和实施质量进行监督检查，具体内容包括：

（1）监督检查规章制度落实

包括学校结核病防治工作制度建立、医务室/保健室/卫生室和校医院成立、疫情报告人的确定等。

（2）监督检查学校卫生措施落实

包括学校内影响学生健康的环境、食品等卫生工作。

（3）开展新改扩建学校的卫生相关审查

（4）监督检查防控措施落实

包括医疗机构传染病报告的规范性、及时性和准确性，疾病预防控制机构（结核病防治机构）开展主动监测、疫情调查及处置工作的实施情况及质量。

（三）督导与考核

34.哪些机构组织对学校结核病防控工作质量进行督导?

国家级、省级、地（市）级、县（区）级的卫生健康和教育行政部门联合组织对辖区内学校结核病防控工作进行定期监督检查,对辖区内的学校、疾病预防控制机构（结核病防治机构）、定点医疗机构、非定点医疗机构学校结核病防控措施的落实情况进行督导。

35. 各级机构督导的频次及督导对象是什么?

督导机构	督导频次	督导对象
国家级督导	每年至少1次	（1）被督导省所辖地（市）:1个 ①初中、高中、大（专）院校（至少包括1所农村寄宿制中学）:各1个 ②疾病预防控制机构（结核病防治机构）、定点医疗机构、非定点医疗机构:各1个 （2）被督导地（市）所辖的县（区）:2个 ①初中、高中、大（专）院校（至少包括1所农村寄宿制中学）:各1个/县（区） ②疾病预防控制机构（结核病防治机构）、定点医疗机构、非定点医疗机构:各1个/县（区）
省级督导	每年至少1次	被督导地（市）所辖的县（区）:2个 ①初中、高中、大（专）院校［至少包括1所农村寄宿制中学,对无大专院校的县（区）可改为督导其他学校1所］:各1个/县（区） ②疾病预防控制机构（结核病防治机构）、定点医疗机构、非定点医疗机构:各1个/县（区）

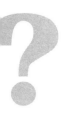
地（市）级督导	每年至少1次	①被督导县（区）初中、高中、大（专）院校[至少包括1所农村寄宿制中学,对无大专院校的县（区）可改为督导其他学校1所]:各1个 ②疾病预防控制机构（结核病防治机构）、定点医疗机构、非定点医疗机构:各1个
县（区）级督导	每年至少1次	①抽查初中、高中、大（专）院校[至少包括1所农村寄宿制中学,对无大专院校的县（区）可改为督导其他学校1所]:各1个 ②定点医疗机构、非定点医疗机构:各1个

36. 督导的主要方法和内容有哪些?

（1）督导方法

现场查看、召开座谈会或开展专题访谈等形式。

（2）督导内容

当地学校结核病防控规范/文件下发、部门间联防联控工作开展情况。

学校传染病防控制度建立和疫情报告、日常防控措施及其落实情况。

疾病预防控制机构（结核病防治机构）开展主动监测、病例报告和病例追踪、疫情处置以及为学校提供技术支持和指导的情况。

定点医疗机构对学生患者的诊断治疗情况。

非定点医疗机构传染病报告卡记录和上报、学生疑似患者转诊情况等。

（3）督导反馈

包括现场口头反馈和书面报告反馈两种形式,反馈的主要内容里要包括被督导机构工作开展的实际情况、督导中发现的主要问题及问题的具体整改意见、整改反馈要求等。

37. 对学校结核病防控工作考核的主要方法和内容有哪些?

（1）考核部门

各级卫生健康和教育行政部门共同负责学校结核病防控相关考核工作的组织领导,具体由疾病预防控制机构（结核病防治机构）严格按照考核方案落实对相关机构的质量考核工作。

（2）考核方法

卫生健康行政部门牵头组织制定考核方案,采用各机构自评和现场抽查相结合的方法进行考核。

疾病预防控制机构（结核病防治机构）通过现场查阅相关文件、纸质报表、工作记录,查看结核病信息监测系统、开展现场专题调查等方式收集并核查数据。

（3）考核对象和内容

考核对象	考核内容
卫生健康行政部门和教育行政部门	①是否将学校结核病防控工作纳入各机构的目标责任制考核; ②日常防控计划的制定和落实; ③督导检查工作开展情况; ④学校结核病疫情处置方案的制定和落实以及相关经费保障等。
疾病预防控制机构（结核病防治机构）	①学校肺结核单病例预警信号响应情况; ②结核病主动监测和信息汇总分析工作开展情况; ③病例报告和病例追踪; ④疫情调查和处置工作的及时性和规范性; ⑤为学校结核病防控工作开展技术支持和业务指导等。
定点医疗机构	①学校肺结核患者治疗管理; ②休复学／休复课诊断证明开具; ③预防性治疗工作的开展; ④医务人员技术培训开展情况等。

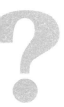

非定点医疗机构	①学校肺结核/疑似肺结核患者报告的及时性和规范性； ②肺结核/疑似肺结核患者的转诊情况等。
学校	①传染病防控制度和工作机制的建立； ②环境卫生管理情况； ③新生和教职员工体检情况； ④在校师生的健康教育情况； ⑤因病缺勤，病因追查和晨检制度； ⑥在校治疗患者和预防性治疗学生管理； ⑦与疾病预防控制机构（结核病防治机构）的工作配合。

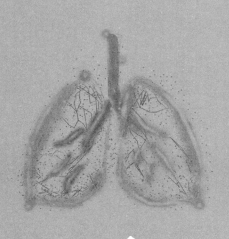

三

日常防控措施篇

（一）健康体检

38.学生为什么要进行健康体检？

目前结核病控制的主要手段为及早发现并治疗肺结核患者，而健康体检是早期主动发现肺结核患者的主要手段。通过开展学生健康体检，可以对发现的肺结核患者及时给予治疗，不仅保护学生本人身体健康，还可以避免或减少肺结核在学校进一步传播和扩散的风险，保护全体师生的健康安全。

39.什么样的机构才能做健康体检？

凡符合《中小学生健康体检管理办法》中规定的具有健康体检资质的机构（含结核病定点医疗机构）均可开展学生健康体检工作。该文件明确规定健康体检机构为具有法人资格、持有有效的《医疗机构执业许可证》、由政府举办的公立性医疗机构（包括教育行政部门所属的区域性中小学卫生保健机构）。

学生健康体检机构必须报学校主管教育行政部门备案，能独立开展学生健康检查工作；能对学生健康检查状况进行个体和群体评价、分析、反馈并提出健康指导建议；有独立、固定的办公场所和足够的学生健康检查场所、工作条件、必备的合格的医疗检查设备与检验仪器；有健全的规章制度，有国家制定或认可的医疗护理技术操作规程。

由于结核病体检的特殊性，要求健康体检机构必须具备开展结核分枝杆菌感染检测、胸部 X 光片检查的能力。如体检机构既往未进行过结

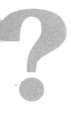

核分枝杆菌感染检测,或有检测人员、检测方法的变动,开展检测前应与疾病预防控制机构(结核病防治机构)或其他相关专业机构联系,对体检机构的从业人员进行技术和质量控制的培训。

40. 哪些人需要做结核病健康体检?

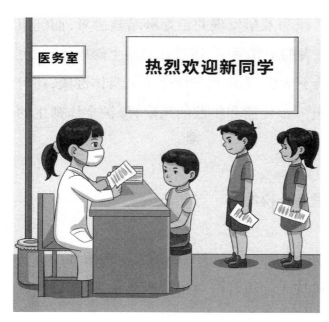

新生入学需进行结核病健康体检,新入职的教职工在入职前也要进行结核病健康体检,在职教职工年度体检中也需进行结核病健康体检。

新生包括幼儿园、小学初中、高中和大学入学新生。还有一些特殊群体需要做结核病健康体检,包括新转来的学生需提交入学体检证明,体检内容按照其所进入学校对应的新生入学体检结核病检查程序进行。从结核病高疫情地区转入低疫情地区的学生,根据需要可增加体检项目和 / 或次数。

41. 新生入学后应在什么时候进行结核病体检?

新生入学结核病体检原则上在学生入校前完成,最晚应在开学后 1 个月内完成,具体时间由学校和体检机构共商确定。

42. 新生入学结核病体检的主要内容是什么?

不同新生,入学体检内容有所不同

（1）幼儿园、小学及非寄宿制初中新生

询问与肺结核患者的密切接触史和本人有无肺结核可疑症状,对有肺结核密切接触史或肺结核可疑症状的同学开展结核菌素皮肤试验。

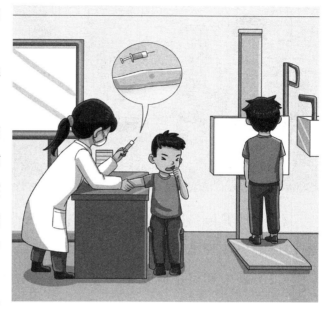

（2）高中和寄宿制初中新生

询问有无肺结核可疑症状和做结核菌素皮肤试验,对有肺结核可疑症状和结核菌素皮肤试验强阳性的同学再做胸部 X 光片检查。

（3）大学新生

询问有无肺结核可疑症状和做胸部 X 光片检查,重点地区和重点学校的同学同时还要作结核菌素皮肤试验。

有肺结核可疑症状或结核菌素皮肤试验强阳性或胸部 X 光片检查异常的同学,须尽快到结核病定点医疗机构接受后续检查。

结核菌素皮肤试验也可采用其他的结核菌检测方法替代。

43. 哪些新生体检时要做结核菌素皮肤试验（TST）和拍胸部 X 光片?

以下新生体检时要做结核菌素皮肤试验（TST）:

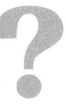
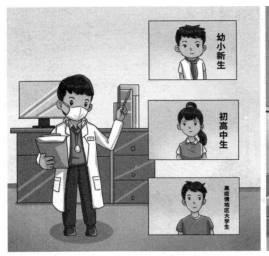
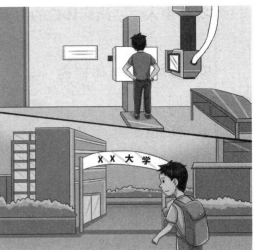

（1）幼儿园、小学及非寄宿制初中入学新生：如有与肺结核患者的密切接触史或肺结核可疑症状，需要进行结核菌素皮肤试验。

（2）高中和寄宿制初中入学新生：一般都要进行结核菌素皮肤试验。

（3）大学入学新生：没有硬性要求，但是对于疫情比较高的地区的大学新生，一般建议开展结核菌素皮肤试验。

结核病体检时有下面情况的要拍胸部 X 光片：

一般情况下只有教职员工和新入学的大学生在入学体检时需要拍胸部 X 光片，其余学段的学生入学体检时不必拍胸部 X 光片。

但高中和寄宿制初中入学新生体检时，发现有肺结核可疑症状和结核菌素皮肤试验强阳性就需要拍胸部 X 光片检查。

44. 体检发现异常的师生该怎么办？

新生入学体检、教职工入职体检及年度体检中如发现有肺结核可疑症状者或结核菌素皮肤试验检测强阳性者或胸部 X 光片检查异常者，体检机构应将其转诊到当地结核病定点医疗机构接受进一步的结核病检查。学校应当将体检发现的异常结果及时告知学生家长或教职工本人。

肺结核患者或疑似肺结核患者：

要由体检机构与学生所在学校班主任或校医核准学生信息（学校名称、学校地址和班级必须填写）后进行传染病报告并将患者转诊到当地结核病定点医疗机构进行进一步检查诊治。教职工里发现的肺结核或疑似肺结核患者，也要及时检查诊治。

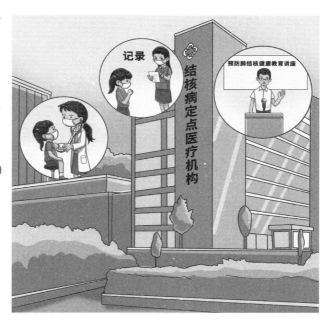

体检发现的结核菌素皮肤试验检测强阳性者：

学校要加强对他们的健康教育，告知结核菌素检测强阳性的意义、肺结核的常见症状、个人健康监测和防护措施。学校应对以上人员加强常规监测，一旦出现肺结核可疑症状，应督促其到结核病定点医疗机构进一步检查，对这部分人员也可在充分评估其身体状况和发病风险的情况下，有针对性地开展结核病预防性治疗。

45. 体检结束后，学校还应做好哪些工作?

健康体检结束后，学校应及时将检查结果填写在《学校结核病健康体检一览表》和学生、教职员工的健康档案中，对学生的基本情况、参与体检情况、体检结果等进行综合分析，计算体检率（实际体检人数／应体检人数），撰写体检结果分析报告，列出疑似肺结核患者的基本信息并由学校上报当地教育行政部门。

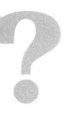

46. 教职工健康体检需要查结核吗?

学校教职工和学生的日常接触范围、接触频率都比较高,一旦教职工中有人患肺结核,非常容易传染给学生,也易造成校园内部的传播。因此新入职的教职工在做健康体检时要进行结核病的检查,已经在校的教职工需进行年度健康体检的结核病检查。

（二）健康教育

47.学校结核病健康教育的对象有哪些？

学校结核病健康教育对象包括教育行政部门及学校领导、学校卫生管理人员、校医及教师、学生及其家长。

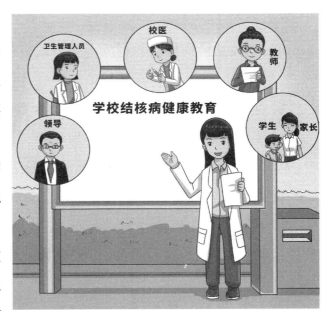

由于不同的人员在学校结核病防控工作中的职责、作用、需求等不尽相同，在开展结核病防控健康教育时，需要对不同人员采取有针对性的健康教育方式和内容，以达到比较理想的健康教育效果。

48.学校结核病防治核心信息是什么？

（1）肺结核是长期严重危害人民群众身体健康的慢性传染病。

（2）肺结核主要通过呼吸道传播，人人都有可能被感染。

（3）咳嗽、咳痰2周以上，应高度怀疑得了肺结核，要及时就诊。

（4）不随地吐痰，咳嗽、打喷嚏时掩口鼻，佩戴口罩可以减少肺结核的传播。

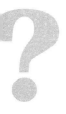

（5）规范全程治疗，绝大多数患者可以治愈，还可避免传染他人。

（6）出现肺结核可疑症状或被诊断为肺结核后，应当主动向学校报告，不隐瞒病情，不带病上课。

（7）养成勤开窗通风的习惯。

（8）保证充足的睡眠，合理膳食，加强体育锻炼，提高抵御疾病的能力。

49. 学校结核病健康教育的主要方式有哪些?

针对不同人群，学校结核病健康教育方式也有所不同。

（1）针对教育行政部门及学校领导，可以通过召开部门间沟通协调会、邀请领导参加结核病防控主题的现场活动、参加防控有关培训、出席防控研讨会或发放有针对性的健康教育材料等形式开展健康教育。

（2）学校要定期制作有关传染病包括结核病防控的宣传栏。对于学校卫生管理人员、校医及教师，可采取集中培训或发放有针对性的健康教育材料或通过网络和新媒体形式开展健康教育，由教育行政部门每学期组织一次，提高辖区内学校卫生管理人员、校医及教师的结核病防治知识和技能。校医作为校内传染病防治的一线工作人员，尤其应该注重对其培训。

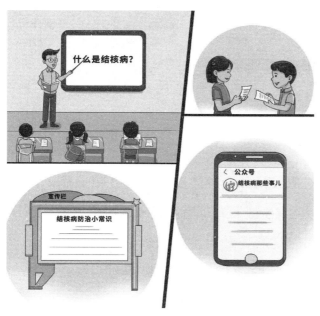

（3）对于学生可采用结核病健康教育课程讲授、

健康教育讲座、开展现场宣传活动、开展校园宣传志愿者招募和活动、开展结核病防治知识竞赛、科普作品征集、网络科普游戏等活动以及利用校园媒体、微信、微博等网络媒体开展宣传。对家长可利用家校联合活动、"给家长的一封信"、发放健康教育宣传材料、利用家长微信群等形式进行宣传。

50. 如何评价学校结核病健康教育效果?

学校结核病健康教育效果可以从几方面来进行评价:

（1）评估学校结核病健康教育工作计划的落实及实施情况。

（2）从结核病健康教育的覆盖情况来评价,例如健康教育活动共计覆盖了多少个学校,或者在一所学校中共计覆盖了多少班级和学生以及覆盖的教职工人数等。

（3）从结核病防治核心信息知晓率来评价,针对学生或教职工开展结核病防治知识的宣传教育,开展师生知晓率的调查,评价师生防治知识掌握情况。

（4）可以针对学校发现的肺结核或者疑似肺结核患者报告、转诊的及时性以及学生有无延迟就诊等情况进行评价。

（5）可从学校师生肺结核发病人数的下降、校园聚集性结核病疫情的控制和降低等方面评估。

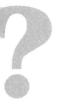

（三）学校环境卫生

51. 你知道中小学校的教室和学生宿舍面积多大才达标吗？

（1）中小学校的教室面积规定

普通教室人均使用面积：小学不低于 1.15 平方米，中学不低于 1.12 平方米。

以中学为例，一个 30 人的班级教室面积至少为 33.6 平方米。同时，要注意教室前排课桌前缘与黑板应有 2 米以上距离，后排课桌后缘距黑板不超过 9 米；教室内各列课桌间应有不小于 0.6 米宽的纵向走道，教室后应设置不小于 0.6 米的横行走道。教室应设通气窗，保证通风换气。

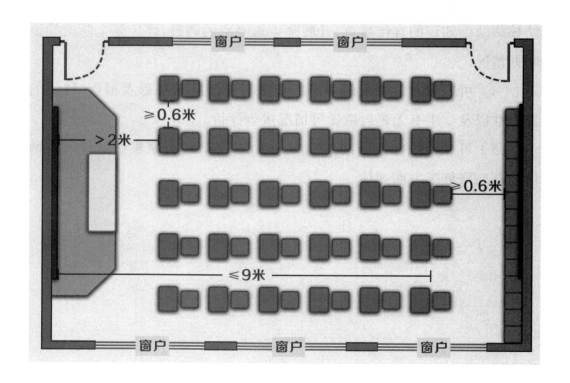

（2）学生宿舍的面积规定

学生宿舍人均使用面积不应低于 3.0 平方米，保证学生一人一床。例如 8 人间的学生宿舍面积不能低于 24 平方米，4 人间学生宿舍面积不能低于 12 平方米。

52. 教室、宿舍、图书馆等场所每天应如何通风？

通风换气是保证学校环境卫生、开展学校日常传染病防控的重要措施之一，尤其针对呼吸道传染病效果显著，适用于校内所有区域。

对于教室，温暖季节宜实行全日开窗的方式通风换气，寒冷季节宜在课前和课间休息、学生离开教室时

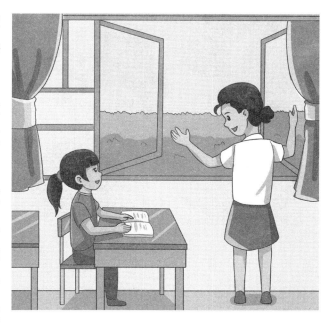

利用教室和走廊的门、窗或气窗换气。每天早晨上课前，应先打开教室门窗通风，使空气流通。每节课后教室均应开窗通风，中午及大课间应保证教室通风 30 分钟以上。

对于宿舍，利用学生上课、晚自习时间，由管理员或学生自行打开宿舍门 / 窗通风换气。宿舍、图书馆、计算机房等其他教学生活用房应每天开窗通风不少于 3 次，每次不少于 30 分钟。

53. 哪些人需要住院或居家隔离?

对于已经确诊的师生肺结核患者,如为以下情况应住院或居家隔离:

(1)病原学阳性肺结核患者。

(2)胸部 X 光片显示肺部病灶范围广泛和 / 或伴有空洞的病原学阴性肺结核患者。

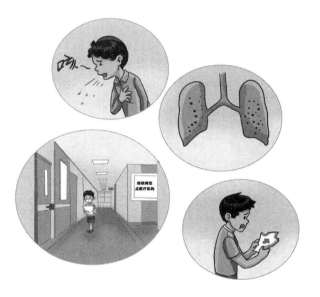

(3)具有明显的肺结核症状的患者。

(4)结核病定点医疗机构建议休学的其他情况。

待明确诊断的疑似患者,其隔离按照医疗卫生机构有关规范执行,不需住院的疑似患者,在诊断结果未明确之前,应先进行居家隔离。

54. 常见的空气和物体表面消毒的方法是什么?

对于室内空气消毒:常见的消毒方法包括紫外线照射消毒和过氧乙酸消毒。其中紫外线照射消毒可使用移动式紫外线灯进行消毒,紫外线灯的照射强度必须大于 70 微瓦(μW)/ 平方厘米,照射时间不低于 30 分钟。过氧乙酸作为化学消毒剂,可以采用熏蒸或超低容量喷雾的方法进行,消毒时门窗要关闭,室内不能有人活动,消毒结束后打开门窗通风换气。不建议每日使用化学消毒剂进行日常的空气消毒。

对于物体表面消毒,常见的消毒方法有:

（1）紫外线照射消毒,使物体表面受到紫外线的直接照射,照射时间应不少于 30 分钟,以达到足够的照射剂量。消毒纸张、织物等粗糙表面时,要适当延长照射时间,且两面均应受到照射。

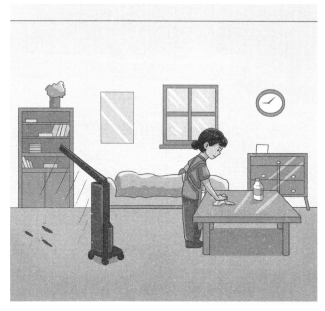

（2）对床垫、毛毯、书籍、衣服等宿舍物品可利用日光的热、干燥和紫外线的作用来杀菌,将物品放在阳光下直射,暴晒 6 小时,期间要定时翻动。

（3）对家具、教室、课桌椅、门及把手处可使用浓度为每升 2000~5000 毫克的过氧乙酸或者浓度为每升 1000~2000 毫克含氯或含溴的消毒剂进行喷洒或者擦拭消毒,注意消毒结束后需用清水擦去或洗去残留液。

（4）对于室内地面,可采用浓度为每升 1000~2000 毫克的含氯或含溴的消毒剂喷洒或擦拭,或使用浓度为每升 2000~5000 毫克的过氧乙酸拖地或喷洒,注意消毒结束后需用清水擦去或洗去残留液。

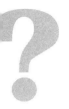

（四）晨检和因病缺勤病因追查及登记

55. 学校每天的晨检工作都做些什么?

晨检是学校结核病防控工作中早期发现患者的重要手段,也是避免学校结核病疫情发生和蔓延的有效措施。

晨检一般在托幼机构和中小学,有条件的大、中专院校也可以开展。晨检由校医、班主任或辅导员主要通过询问和观察了解的形式,掌握每名到校学生是否有咳嗽、咳痰、发热、盗汗等症状。一旦发现学生有相关症状,晨检人员应做好记录并及时报告校医务室。

56. 学生因病缺勤了,学校应该做什么?

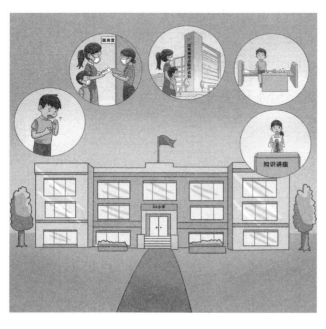

学生一旦出现因病缺勤的情况,首先班主任要及时掌握其请假原因,对于已有咳嗽、咳痰等肺结核可疑症状,缺勤请假时间较长,一段时间内反复请假的学生更要关注。

其次,班主任根据医院的诊断证明填写《学生因病缺勤病因追查登记表》,并将登记表和学生诊断证明一同提交校医务室。

　　第三,校医务室应及时调查患病学生情况,进行初步诊断,对肺结核可疑症状者或疑似肺结核患者,及时填写《肺结核可疑症状者／疑似肺结核患者推介／转诊单》,由学校指定人员或通知家长陪伴学生到当地结核病定点医疗机构进行进一步诊断。对疑似肺结核,但仍需在校等待诊断结果的学生,应先进行隔离。

　　校医务室应对全校因病缺勤情况进行定期收集、统计、调查和报告,做出疫情数据分析及预警,及早发现和遏制校内传染病疫情传播的苗头。

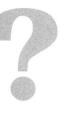
（五）病例报告和转诊

57.学校如果发现肺结核可疑症状者或疑似肺结核患者时,应该怎么做?

学校对日常诊疗、晨检、因病缺勤病因追查中发现的肺结核可疑症状者或疑似肺结核患者,均应进行相应记录、转诊并追踪其诊断结果。

（1）在日常诊疗中发现肺结核可疑症状者或者疑似肺结核患者,校医务室首诊责任医生／卫生保健科在发现后的 24 小时内要进行传染病报告并将其转诊至属地结核病定点医疗机构。

传染病报告卡的内容要逐项核实填写,尤其是在工作单位栏中详细记录患者所在的学校（校区、学院和专业）和班级名称,还应清楚填写其现住址、身份证号码和联系电话。

不具备网络报告条件的校医院或医务室（保健室／卫生室）,应及时将纸质传染病报告卡交往属地疾病预防控制机构（结核病防控机构）相关科室,后者在 24 小时内完成网络报告。

（2）在晨检、因病缺勤病因追查中发现的可疑症状者或疑似肺结核患者,应填写《肺结核可疑症状者／疑似肺结核患者推介／转诊单》,学校指定人员或通知家长陪伴学生到属地结核病定点医疗机构进一步诊治,并将诊断结果记录在案、同时跟踪患者治疗结果。

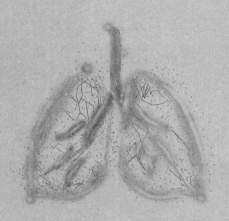

四

患者诊疗管理篇

（一）肺结核的诊断

58.肺结核常见的临床症状是什么?

咳嗽、咳痰超过 2 周、咯血或血痰是肺结核的主要症状。

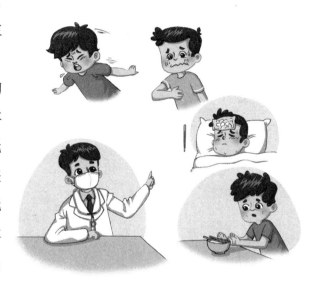

另外,胸部憋闷(胸闷)、胸部疼痛(胸痛)、体温为 37.3~38 摄氏度(低热)、入睡后出汗异常(盗汗)、自觉疲劳、肢体软弱无力(乏力)、食欲减退和体重明显减轻也是肺结核患者的常见症状。

59.哪些医院/机构能够诊断肺结核?

不是每家医院都具有诊断结核病的资格。只有经县(区)级及以上地方卫生健康行政部门指定的、专门的医疗机构才能对结核病进行诊断、治疗和管理。

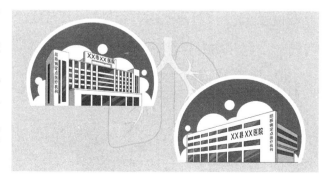

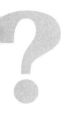

县（区）级结核病定点医疗机构，主要负责普通肺结核患者的诊断、治疗和管理服务。

地（市）级结核病定点医疗机构和省级结核病定点医疗机构，主要为疑难、重症及耐药肺结核等患者提供诊断和治疗服务。

60. 诊断肺结核，通常要做哪些检查？

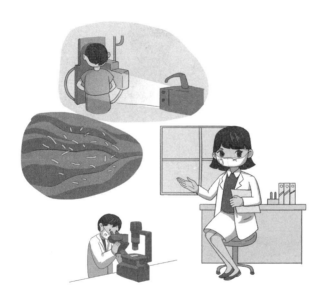

疾病的诊断是一个复杂的过程，肺结核诊断也不例外，除了询问患者症状外，还需要做：

（1）胸部影像学检查：又叫胸部 X 光片检查。

（2）病原学检查：即留取 3 份符合要求的痰标本进行相关检查，包括痰涂片、痰培养、分子生物学诊断技术［例如结核分枝杆菌及利福平耐药核酸扩增检测技术（GeneXpert）］等。

（3）结核菌素皮肤试验（TST）或 γ ~ 干扰素体外释放试验（IGRA）等进行结核分枝杆菌感染检测。

61. 诊断肺结核，医生为什么让我留 3 份痰？

为了检测肺部是否有结核分枝杆菌，需要患者留取 3 份痰标本进行检测，可以提高结核分枝杆菌的检出机会，以利于准确的诊断，3 份痰标本分别是：

（1）清晨痰：简称晨痰，为清晨晨起立即用清水漱口后深咳出的痰液。

（2）夜间痰：为送痰前一日夜间咳出的痰液。

（3）即时痰：患者就诊时深呼吸后咳出的痰液。

患者就诊当时在门诊留 1 份即时痰标本，同时给患者 2 个痰盒，嘱患者分别留取夜间痰和晨痰，于第二天送到医院进行检查。

62. 合格的痰液应怎样留取？

患者深吸气后，从喉咙深部咳出痰液。

合格的痰标本应是脓样、干酪样或脓性黏液样性质的痰液，痰量以 3~5 毫升为宜（约为 1 个矿泉水瓶盖）。

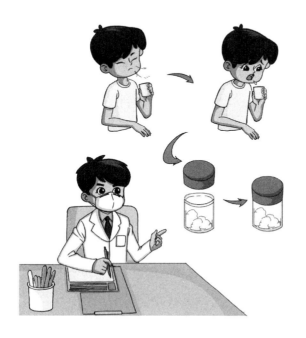

（二）肺结核的治疗

63. 肺结核的治疗一般需要多长时间？

肺结核治疗时间相对较长，要根据不同结核病分类和病情：

普通肺结核：一般需要按照医生嘱咐连续服药 6~12 个月。

耐药肺结核：通常需要 18~20 个月的长期治疗（长程治疗）。但也有某些特殊患者根据其自身情况，可能治疗时间缩短至 9~11 个月（短程治疗）。

治疗时长与患者病情、治疗方案密切相关，这些都需要专业的医生进行综合判断。在治疗期间患者需要多次进行随访检查／检测，以判断疾病治疗情况。医生有可能根据病人的治疗情况调整治疗方案或服药时间，但患者千万不能擅自停药或吃吃停停或自行更改治疗方案，耽误治疗时机、影响治疗效果，甚至有可能造成药物产生耐药性，导致病情加重，甚至危及生命。

64. 治疗期间需要注意什么？

（1）要坚持规范治疗，避免漏服药物、中断治疗。建议将药物固定放置于容易看到的地方，也可以让家庭成员监督服药或使用电子药盒和手机设置服药提醒。如未能按时服药，应在 24 小时内采取补救措施及时补上。

（2）要及时复查，按时去医院复查痰液和做胸部 X 光片检查，评估病情变化和治疗效果。按时复查肝肾功能、血常规等相关检查，及时发现和处理可能出现的不良反应。注意自己身体的变化,出现不适时及时去医院就医。

（3）树立坚持治疗并能够治好的信心,保持轻松愉快的心情,养成良好的卫生和生活习惯、作息规律、不熬夜、适当运动（以不引起身体疲劳为准）,增强个人抵抗力。在日常的饮食中,可多食鱼、肉、蛋等蛋白

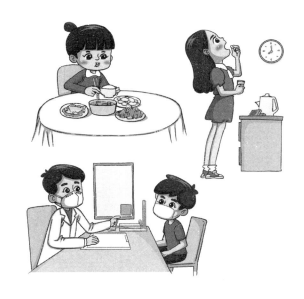

质含量高的食物,多吃新鲜蔬菜和水果并尽可能多样化,避免食物的单一性,食品要尽量粗细搭配。

（4）治疗期间尽量减少外出,如必须出去,要佩戴口罩。居家治疗的患者最好单独居住一室,避免家庭成员受到感染。

65. 不咳嗽了,是不是就不用再吃药了?

患者经过一段时间治疗后,咳嗽症状往往就会消失。但是,此时千万不能停药,因为此时体内的结核分枝杆菌并没有完全被药物杀灭,需要按照医嘱继续完成剩下的治疗。此时如停药,很容易引起病情反复,进而造成耐药等更严重的后果。

66. 治疗期间,可能的不良反应有哪些?

在抗结核治疗期间,部分患者在服用抗结核药物后会出现一些不良

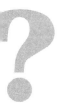

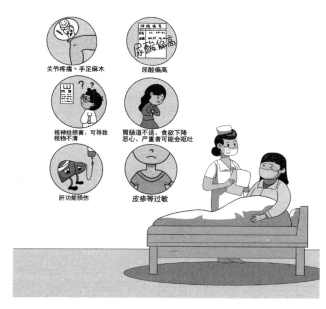

关节疼痛、手足麻木

尿酸偏高

视神经损害、可导致视物不清

胃肠道不适、食欲下降恶心、严重者可能会呕吐

肝功能损伤

皮疹等过敏

反应,常见的有:

（1）胃肠道反应

利福平、吡嗪酰胺、乙胺丁醇等均可引起胃肠道反应,常表现为恶心、呕吐、胸口烧灼感、腹胀、腹痛和腹泻,个别患者可引起胃炎、胃溃疡及出血。

（2）肝损害

利福平、异烟肼、乙胺丁醇、吡嗪酰胺等可引起肝脏损伤。70%~80%肝损伤发生在用药后2个月内,表现为乏力、食欲不振、恶心、呕吐、上腹不适及胀痛、肝肿大、肝区压痛、尿色加深,如伴有黄疸可有皮肤、巩膜黄染。

（3）神经系统损害

异烟肼、环丝氨酸、氟喹诺酮类等可引起头痛、失眠及肢体末端感觉异常、麻木等表现。链霉素、卷曲霉素等可引起听神经损害,患者发生听力减退甚至消失,或眩晕、恶心、呕吐、平衡失调、步态不稳等。乙胺丁醇、利奈唑胺可引起视神经损害,造成眼部不适、异物感、视觉异常、视力下降等。

（4）过敏反应

链霉素、对氨基水杨酸钠、利福平可引起过敏反应,主要表现为皮肤瘙痒、皮疹、腹泻、发热等。

（5）血液系统损害

利福平、异烟肼、氟喹诺酮类等可引起血液系统损害,主要表现为粒细胞减少、贫血、血小板减少、凝血时间和凝血酶原时间延长。

（6）肾脏毒性

链霉素、阿米卡星、卷曲霉素、利福平可引起肾功能损害,患者早期可无任何症状,随着病情进展可出现厌食、恶心、呕吐,严重者全身浮肿或少尿,也可伴有消化道出血等。

（7）骨关节损害

吡嗪酰胺、氟喹诺酮类可引起高尿酸血症,患者出现痛风样关节痛和/或功能障碍。

有些抗结核药还可能导致精神症状、心脏问题、甲状腺功能低下等不良反应。

67. 如果出现不良反应,该怎么办?

在治疗结核病期间,如果出现任何不适,应尽快报告给治疗医生,由医生来判断是否为药物治疗导致的不良反应,切记不可擅自停药。

如确为因治疗结核病而导致的不良反应,医生会尽快对不良反应进行处理或调整治疗方案。如在非结核病定点医疗机构就诊,也应将正在治疗结核病的情况告知接诊医生,以便及时准确处置。

68. 肺结核治疗需要住院吗?

大多数情况下肺结核是不需要住院治疗的,但是如果患者为耐药肺结核或合并有其他疾病或在治疗期间出现严重的不良反应,则需要由医生综合判断,必要时进行一定时间的住院治疗。

（三）肺结核的治疗管理

69. 得了肺结核什么情况下才需要休学？

学生被诊断为肺结核后，应根据不同的病情，由医生判定是否需要采取休学治疗；教职员工肺结核患者参照学生进行休课管理。

符合下述病情条件之一的学生/教职员工肺结核患者需要休学/休课：

（1）病原学阳性肺结核患者。

（2）胸部X光片显示肺部病灶范围广泛和/或伴有空洞的病原学阴性肺结核患者。

（3）具有明显的肺结核症状，如咳嗽、咳痰、咯血等。

（4）其他由结核病诊疗机构医生判断需要休学/休课的情况。

70. 休学诊断证明谁来开？ 交给谁？

休学诊断证明原则上由学校所在地的县（区）级及以上结核病定点医疗机构开具，对未诊断即已返家治疗的患者，可由最终诊断的定点医疗机构开具。医生开具休学诊断证明时要详细填写患者基本信息和休学依据。

休学诊断证明一式三份，患病学生、学校和结核病定点医疗机构各执一份。

71.因患肺结核而导致休学,会影响学籍吗?

因患肺结核而导致休学,不会影响学籍。

72.休学在家都需要注意什么?

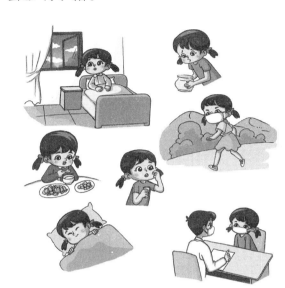

（1）居家患者在家内要相对隔离,如分室单独居住,房间内保持空气流通。

（2）减少外出,尽量不要去公共场所,必须外出时应佩戴外科口罩并注意咳嗽礼仪。

（3）痰液等口鼻分泌物要吐在专门容器内并进行消毒。

（4）加强营养,适当运动,睡眠充足,心情舒畅。

（5）按时服药、定期复查。

73.居家治疗期间怎么做好隔离?

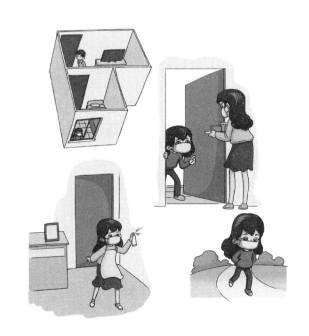

（1）居家患者尽量分室单独居住,房间应在整个居家的下风向,房间经常开窗换气,每天不低于3次,每次不低于30分钟。

（2）在房间内尽量减

少与家里其他人的密切接触,若必须与他人接触时,患者应佩戴外科口罩。

（3）有条件的家庭可进行空气和物品消毒。

74. 居家治疗期间家庭如何做好消毒?

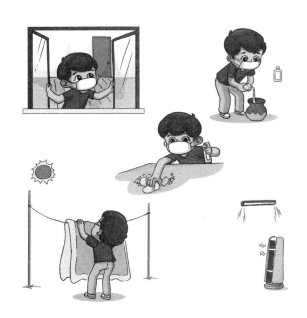

（1）居家治疗期间主要是保持空气流通,可采取自然通风改善室内空气质量。在季节、温度适宜时,可全天开窗通风。在外界温度较低时（冬天）,也鼓励早晚定期开窗通风。

（2）痰及口鼻分泌物要吐到带盖痰盂或盛痰的容器中,痰盂或盛痰的容器应每天进行消毒,可用 0.1% 的过氧乙酸或 5% 的碳酸进行痰液和容器消毒。

（3）家具、办公桌椅等物体表面每天用每升 500 毫克含氯或含溴的消毒剂擦拭一次,如有明确污染时,可先清除污染物再使用每升 1000 毫克消毒剂进行消毒。

（4）衣物和被褥一般情况只需进行清洗、晾晒。

（5）有条件的可以采用紫外线照射或高效空气过滤装置对空气进行消毒与过滤。

75. 什么情况下就可以复学?

已休学的患者,经过规范治疗、病情好转,可根据以下情况复学:

（1）病原学阳性肺结核患者以及重症病原学阴性肺结核患者（包括

有空洞/大片干酪状坏死病灶/粟粒性肺结核等）经过规范治疗完成全疗程，达到治愈或完成治疗的标准。

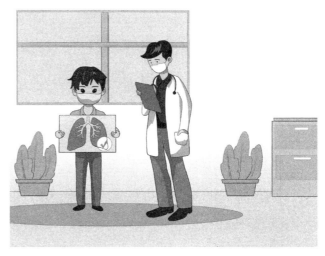

（2）其他病原学阴性肺结核患者经过 2 个月的规范治疗后，症状减轻或消失，胸部 X 光片病灶明显吸收，自治疗 3 月末起，至少两次痰涂片检查均阴性、且至少一次结核分枝杆菌培养检查为阴性（每次检查的间隔时间至少满 1 个月）。

如遇特殊情况的患者，需由当地结核病诊断专家组综合判定。

76. 复学证明谁来开？交给谁？

复学诊断证明应由患者实际接受治疗的定点医疗机构开具，开具复学诊断证明时应详细填写患者的诊断、治疗时间、痰菌状态、病变吸收程度等情况。

复学诊断证明一式三份，患病学生、学校和结核病定点医疗机构各执一份。

77. 诊断为肺结核后，为什么会有人打电话或上门询问患者的人员接触情况？

因为肺结核是一种非常容易传播的传染病，与肺结核患者共同生活、

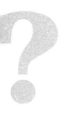

学习或工作的密切接触者,这部分人由于近距离接触传染期的肺结核患者,有可能被感染,故应给予密切关注,所以结核病定点医疗机构和基层医疗卫生机构的医务人员会对辖区内肺结核患者进行电话或上门调查,了解其与他人密切接触的情况,以便及时开展筛查与健康教育。

78. 治疗期间,为什么会有人打电话或上门询问患者吃药的情况?

结核病的治疗是一个长期过程,并且治疗期间可能会出现一些不良反应,结核病定点医疗机构和基层医疗卫生机构的医务人员定期会对辖区内肺结核患者进行电话和上门调查,询问患者服药情况,以便了解患者的治疗进度、是否有不良反应、同时督促患者定期进行复查。

79. 异地患病学生诊断肺结核后回老家治疗,为什么属地疾病预防控制机构(结核病防治机构)的工作人员会打电话或上门访视?

因为肺结核患者的治疗是属地化管理,对于需要回老家继续治疗的患者要按照跨区域患者的管理要求做好转出和转入管理工作。因此,属地疾病预防控制机构(结核病防治机构)工作人员会打电话或上门访视,以便了解转入患者的基本情况,协调本地定点医疗机构接收新转入的肺结核患者,确保患者在其老家延续治疗。

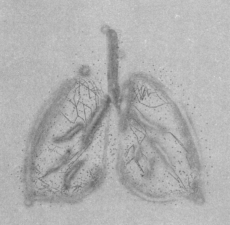

五

患者密切接触者管理篇

（一）密切接触者筛查

80. 什么叫肺结核患者的密切接触者?

肺结核患者的密切接触者是指在其确诊前 3 个月至开始抗结核治疗后 14 天内,与患者直接接触的人员。

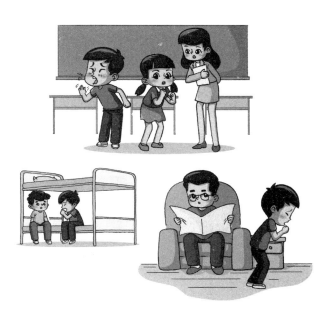

学校肺结核患者的密切接触者一般包括与患者在同一个教室学习的师生、同一个宿舍居住的同学,还包括其一起居住 7 天以上的家人、在封闭空间直接连续接触 8 小时及以上或累计达到 40 小时者（如课外辅导班、兴趣班、室内一起活动的师生）等。

81. 为什么要对密切接触者开展筛查工作?

肺结核患者的密切接触者是结核病的高发人群,对密切接触者进行结核病筛查,一是可以了解传染性肺结核患者对密切接触者的传染情况,及早检出新患者和感染者,及早处置,防止传染持续;二是也可检出潜在的肺结核患者,阻断其继续传播。

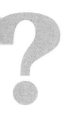

82.需要在多大的范围内开展密切接触者筛查？

（1）首次筛查范围

首次筛查一般限于密切接触者，应覆盖到全部密切接触者，做到应查尽查。如果首次筛查未发现新病例，且密切接触者的结核菌素皮肤试验（TST）检测强阳性率与该地区同年龄组的检测强阳性率无明显差异，则可终止筛查。

（2）扩大筛查范围

如果首次筛查新发现了1例及以上肺结核病例或密切接触者的结核菌素皮肤试验（TST）检测强阳性率明显高于该地区同年龄组的检测强阳性率，则需将接触者筛查范围扩大，从相邻班级和宿舍开始，直至扩大至所有一般接触者，同时还需对新发现病例的全部密切接触者开展筛查。

（3）进一步扩大筛查范围

如果扩大筛查又发现了1例及以上肺结核病例或一般接触者的结核菌素皮肤试验（TST）检测强阳性率明显高于该地区同年龄组的检测强阳性率，需将接触者筛查范围扩大至相邻楼层，并根据筛查结果逐步扩大至所有偶尔接触者，同时还需对新发现病例的密切接触者开展筛查。

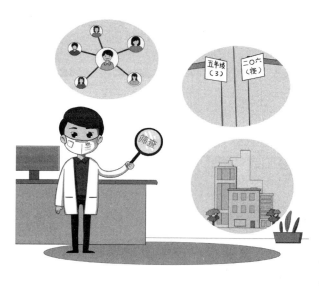

如上述筛查仍能发现新患者或者筛查结果显示校内发生多点结核传播，传染来源无法分辨，则应根据实际情况进一步适当扩大筛查范围。

83. 学生密切接触者都做哪些检查?

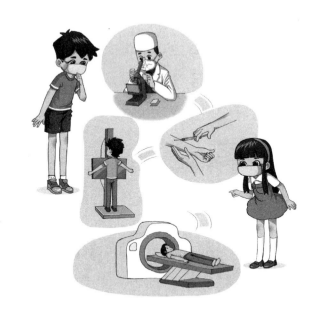

15 岁以下的密切接触者:同时进行肺结核可疑症状筛查和结核菌素皮肤试验(TST)检测(有禁忌证者或有条件的地区可采用 γ—干扰素释放试验),对肺结核可疑症状者、TST检测强阳性者(或 γ—干扰素释放试验阳性者)须进行胸部 X 光片检查,对需要鉴别诊断者可进一步采用计算机 X 线断层扫描(CT)等检查。

15 岁及以上的密切接触者:须同时进行肺结核可疑症状筛查、结核菌素皮肤试验(TST)检测和胸部 X 光片检查,对需要鉴别诊断者可进一步采用计算机 X 线断层扫描(CT)等检查。

对有肺结核可疑症状、TST 检测强阳性、胸部 X 光片异常者要进行肺结核病原学检查,病原学阳性者需进一步开展菌种鉴定和药物敏感性试验。

84. 开展密切接触者筛查工作时,学校应该做什么?

(1)学校应按疾病预防控制机构(结核病防治机构)要求提供学校内密切接触者名单一览表,以确定需筛查的人员。

(2)筛查前学校需向学生及家长发放《结核病筛查告知书》。

(3)在疾病预防控制机构(结核病防治机构)指导下,学校组织校内密切接触者到指定医疗机构进行筛查。

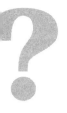

85. 开展密切接触者筛查工作时,学生和家长应该做什么?

学生和家长要主动提供个人及家庭成员基本信息,并主动报告本人或家庭成员是否患过结核病、近一个月内有无肺结核可疑症状、是否有检查禁忌证,如无禁忌证应配合医务人员进行密切接触者检查。

86. 针对不同的筛查结果,应该怎么处理?

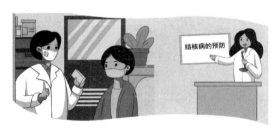

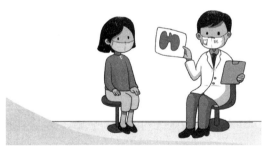

(1)确诊的活动性肺结核患者:应尽快开始规范的抗结核治疗和开展督导服药管理,并按照相关规定办理休学手续。

(2)疑似肺结核患者:要暂时停课,到结核病定点医疗机构进一步检查,待排除肺结核再返校上课。

(3)对排除肺结核诊断但结核菌素皮肤试验(TST)检测强阳性者:应在患者知情同意的原则下,与学校共同动员其接受结核病预防性治疗,并指导学校做好预防性治疗的管理和评价工作。对于不接受预防性治疗者,应在首次筛查后 3 月末、6 月末、12 月末对其各进行一次胸部 X 光片检查。

筛查发现 3 例及以上肺结核病例时,其密切接触者强烈建议进行预防性治疗。

(4)其他人员:应开展健康教育并加强健康监测,如出现肺结核可疑症状应及时到结核病定点医疗机构就医;在 3 个月后再次进行感染检测和胸部 X 光片检查。

（二）预防性治疗

87. 什么叫预防性治疗？

对结核分枝杆菌潜伏感染者（LTBI）使用抗结核药物进行治疗，以避免其发展成为肺结核患者。抗结核预防性治疗已被证实是防止结核病发生的一项有效措施，许多中、高收入国家已将其作为控制结核病的重要措施之一。

88. 预防性治疗的对象包括哪些人？

目前我国建议以下人员进行抗结核预防性治疗：

（1）与病原学阳性肺结核患者密切接触的 5 岁以下儿童结核潜伏感染者；

（2）艾滋病病毒感染者、艾滋病患者中的结核潜伏感染者或结核感染检测未检出阳性但临床医生认为确有必要进行治疗者；

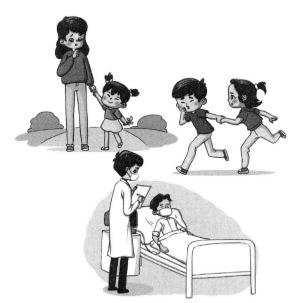

（3）与活动性肺结核患者密切接触的学生等新近结核潜伏感染者；

（4）其他人群：结核菌感染者中需使用肿瘤坏死因子治疗、长期应用

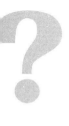
透析治疗、准备做器官移植或骨髓移植者、尘肺病患者以及长期应用糖皮质激素或其他免疫抑制剂的结核潜伏感染者。

89. 预防性治疗应满足哪些条件?

学生预防性治疗应满足以下条件:

（1）结核菌素皮肤试验（TST）检测强阳性、TST 检测硬结平均直径在两年内净增值大于等于 10 毫米,或艾滋病病毒感染者／艾滋病患者的 TST 检测硬结平均直径大于等于 5 毫米。

（2）无活动性结核病临床症状和体征者。

（3）胸部影像学检查未见活动性结核样病变者。

（4）无预防性治疗禁忌证者。

教职员工可参照执行。

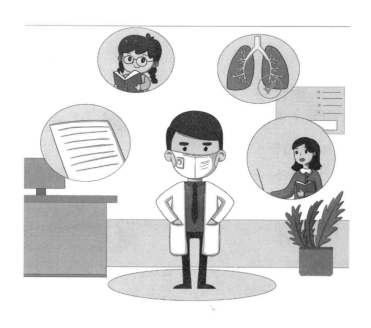

90. 学生开展预防性治疗前需要做哪些检查?

（1）胸部影像学检查,确定无疑似活动性结核样病变。

（2）体检或相关检查,确定无肺外结核病相关表现。

（3）血常规、肝功能和肾功能检查,排除外用药禁忌。

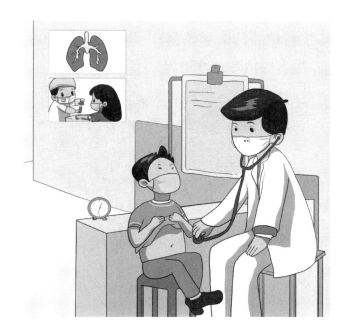

91. 推荐学生预防性治疗的方案有哪些?

（1）异烟肼、利福平联合方案:每日 1 次,治疗 3 个月。

（2）异烟肼、利福喷丁联合间歇方案:每周 2 次,治疗 3 个月。

（3）单用异烟肼方案:每日 1 次,治疗 6~9 个月。

（4）单用利福平方案:每日 1 次,治疗 4 个月。

92. 学生预防性治疗期间需要接受哪些管理工作？

（1）开展不良反应监测：治疗开始后需做好消化系统、视力、皮肤、神经和精神系统症状的随访问诊工作。在启动治疗后的2周末、1个月末及以后每月末进行血常规、肝肾功能检查，直至疗程结束，及时监测服药的安全性。

（2）做好结核病相关的医学监测：一旦发现身体任何部位发生活动性结核病，应立即转为抗结核治疗方案。

（3）疗程结束时需进行一次胸部X光片检查：如未见异常则预防性治疗终止；如发现异常阴影需进行临床排查，若诊断为肺结核则立即开展抗结核治疗。

对不规则服药者视同未服药，应定期进行胸部X光片检查。

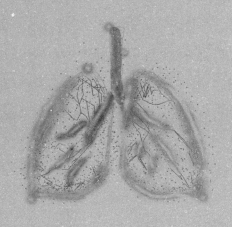

六

学校疫情处置篇

93. 什么叫学校结核病散发疫情?

学校结核病散发疫情:是指在学校内发现结核病确诊病例,但尚未构成结核病突发公共卫生事件。

卫生健康和教育行政部门要共同做好结核病散发疫情的处置工作,协调解决疫情应对和处置工作中出现的问题,确保工作有效开展。

各学校及定点医疗卫生机构应当在强化各项常规防控措施的同时,采取以病例管理和密切接触者筛查为主的防控措施,严防结核病在校园内传播蔓延,具体措施有:

(1)及时确诊并报告。各定点医疗机构的临床医生对肺结核疑似患者及时确诊,填写传染病报告卡,在 24 小时内进行网络报告,将患者转诊到结核病定点医疗机构诊治。

(2)开展患者密切接触者筛查。疾病预防控制机构(结核病防治机构)应当及时组织开展病例所在学校师生密切接触者的筛查工作,学校应当积极配合筛查工作。

(3)对患者及时进行治疗管理。结核病定点医疗机构对确诊病例提供规范抗结核病治疗。

(4)及时进行休复学管理。对于需要休学的学生应当开具休学诊断证明并采取休学管理。患者经过规范治疗,病情好转,符合复学条件的要开具复学诊断证明并办理复学手续。

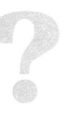
94. 什么叫学校结核病突发公共卫生事件?

学校结核病突发公共卫生事件:是指一所学校在同一学期内发生 10 例及以上与流行病学关联的结核病病例或出现结核病死亡病例。是否构成突发公共卫生事件,应由学校所在地县(区)级卫生健康行政部门根据现场调查和公共卫生风险评估判断,县(区)级以上卫生健康行政部门也可根据防控工作实际,按照规定工作程序直接确定事件。

学校结核病突发公共卫生事件应当在当地政府的领导下,严格按照《突发公共卫生事件应急条例》及相关预案的要求,积极开展应急处置工作,落实各项应急响应措施,最大限度地减轻疫情的危害和影响。

"流行病学关联"指最终获得结核病诊断的病例之间有确切的密切接触史,或有实验室证据显示患者的结核菌株具有相同的基因型,实际上就是来源于同一种结核分枝杆菌。

"结核病死亡病例"指患者死于结核病或死亡原因与结核病直接相关。

95. 学校发生结核病疫情时应该怎样按传染病防控要求报告?

县(区)级疾病预防控制机构(结核病防治机构)发现学校内活动性肺结核患者时,应及时向患者所在学校反馈。

(1)发现 3 例及以上有流行病学关联病例的散发疫情时,应向同级卫生健康行政部门、上级疾病预防控制机构(结核病防治机构)和学校报告反馈。

(2)发现某学校结核病疫情达到结核病突发公共卫生事件的标准,应在 2 小时内向事件发生所在地的同级卫生健康行政部门、上级疾病预防控制机构(结核病防治机构)和学校进行报告及通报。当地卫生健康行政部门会同教育行政部门及时组织开展调查与核实，并组织相关专家进行评估。如确认构成突发公共卫生事件，卫生健康行政部门应当在事件确认后 2 小时内向上级卫生健康行政部门和同级人民政府报告，并告知同级教育行政部门。

报告分为初始报告、进程报告和结案报告。初始报告主要内容包括：学校基本情况、疫情概况、流行病学特征、已采取的处理措施、疫情发生原因初步分析、风险评估和下一步建议等。进程报告主要内容包括：上次报告后事件的发展过程、新增和累计病例情况、上次报告后处置工作进展情况、势态评估和研判、下一步处置计划等。结案报告主要内容包括：事件发生学校的基本情况、事件接报和核实情况、事件发生经过、疾病的三间分布、现场调查和处置过程、已采取的措施和开展的防控工作、事件发生原因和后续工作建议等。

96.学校发生结核病疫情时应该怎样开展原因调查？

县（区）级疾病预防控制机构（结核病防治机构）发现某学校出现疫情后，应当在 3 个工作日内组织完成现场流行病学调查，具体要调查：

（1）了解现场的基本情况。了解年级（班级）组成及人数，在校学生数、教职员工数、学生来源，教室和宿舍容量、分布。

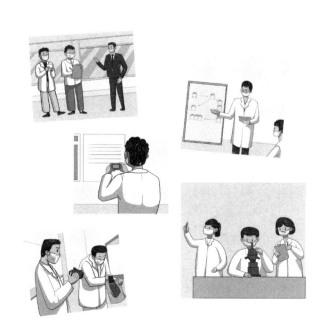

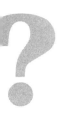

（2）开展疫情发生情况调查。主动开展病例搜索，全面收集目标区域、特定人群以及相关医疗机构发现的所有结核病患者的信息，逐例核实已发现病例的诊断。按照病例发生的时间顺序，整理汇总结核病患者的详细个案信息，了解所有病例的发病、就诊、诊断和治疗处理过程，分析患者的时间分布、班级及宿舍分布、患者特征分布及相互间的流行病学关联。

（3）开展传播链和传染源的初步调查。结合流行病学个案调查、密切接触者调查和筛查结果，详细分析所有病例在时间、空间分布上的联系，对引起本次疫情发生的可能传染源和传播链做出初步判断。

（4）开展流行病学关联判定。疾病预防控制机构（结核病防治机构）在进行病例个案调查、现场流行病学调查、了解事件经过并进行了信息的汇总分析后，可通过患者的接触史和菌株鉴定的同源性确定患者之间的流行病学关联。

97.学校发生结核病疫情时应该怎样处置？

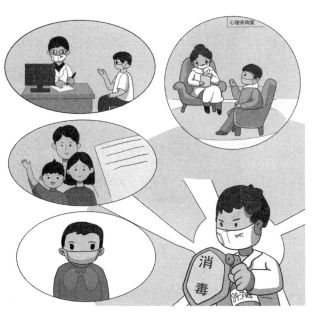

学校结核病疫情应当在当地政府的领导下严格按照《突发公共卫生事件应急条例》及相关预案的要求，积极开展应急处置工作，落实各项应急响应措施，最大限度地减轻疫情的危害和影响。

（1）开展患者个案调查。疾病预防控制机构（结核病防治机构）人员要在学校的配合下尽快对肺结核患者开展个案调查,了解患者的发病和就医过程,掌握其患病后的活动范围和接触人员情况等。如患者已回到原籍,可请原籍所在地疾病预防控制机构协助完成。

（2）做好密切接触者筛查。疾病预防控制机构（结核病防治机构）应在学校协助下,根据学校提供的校内密切接触者名单和患者个案调查所收集的其他密接者信息,组织开展密切接触者筛查。接触者筛查应在完成指示病例个案调查后的 10 个工作日内完成;对未按要求接受筛查者,疾病预防控制机构应督促学校再次组织筛查;已返回原籍的密切接触者,可委托学生原籍地疾病预防控制机构协助开展筛查。

（3）健康教育与心理疏导。学校应当在医疗卫生机构的指导和协助下,强化开展全校师生及学生家长结核病防治知识的健康教育和心理疏导工作,及时消除其恐慌心理。

（4）做好筛查后处理。对疑似肺结核患者,疾病预防控制机构（结核病防治机构）要指导学校做好隔离工作。对排除了结核病诊断但结核菌素皮肤试验（TST）检测强阳性者,应在患者知情同意的原则下,动员开展预防性治疗。对于不接受预防性治疗者,应在首次筛查后 3 月末、6 月末、12 月末对其各进行一次胸部 X 光片检查。

（5）做好环境消毒。对传染性肺结核患者到过的教室、宿舍、图书馆、计算机房、餐厅等场所,以及使用过的物品要进行消毒,消毒方法见有关章节。

98. 疫情发生时学校应该做什么?

学校发生结核病疫情时,学校有责任与义务配合开展结核病疫情调查,协助采取措施控制疫情,减少或杜绝发生严重后果,具体要做到:

（1）立即核实病例情况。如发现信息有误及时与疾病预防控制中心

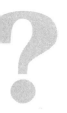

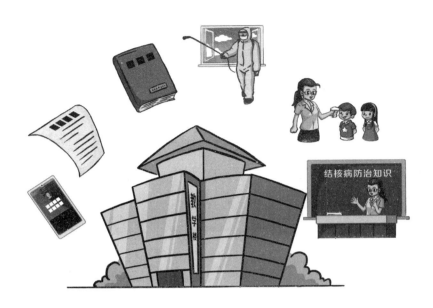

（结核病防治机构）联系纠正。

（2）对诊断为肺结核的学生/教职员工落实休复学/休复课管理。

（3）协助组织密切接触者筛查工作。

（4）对患病学生/教职员工的寝室、教室、办公室及其他相关公共场所开展消毒工作。

（5）加强晨检及因病缺勤病因追查及登记,密切关注与患病学生同班级、同宿舍学生的健康状况。一旦出现肺结核可疑症状者,应立即督促其就诊,并于24小时内向疾病预防控制中心（结核病防治机构）报告。

（6）深入开展健康教育,宣传普及结核病防治知识,开展心理支持和维护校园稳定工作。

99. 疫情发生时学生和家长应该做什么?

学校发生结核病疫情后,学生和家长都要积极应对,配合开展原因调查、密切接触者筛查以及后期需要进行的预防性治疗工作。

　　学生应接受结核病健康教育，了解结核病的知识，消除恐慌心理，配合学校开展疫情处置工作；要接受患者密切接触者检查，如实报告自己是否有肺结核可疑症状、接受结核菌素皮肤试验检测、胸部 X 光片检查和必要的实验室检查；要配合班级开展环境消毒和开窗通风等措施；对患病学生要给予关爱，通过网络联系形式问候和鼓励，帮助其建立战胜疾病的信心；如果自己患病也不要恐慌，要坚持治疗直至治愈；如果需要预防性治疗，要配合医生接受预防性治疗，以减少结核病的发生。

　　学生家长是保证处理好疫情非常关键的群体。家长首先也要接受健康教育或主动了解结核病知识，消除恐慌心理，稳定学生情绪，配合学校开展疫情处置工作；督促自己的孩子接受密切接触者检查；督促孩子配合班级开展环境消毒工作；教育孩子关爱患病学生；如果自己孩子患病更不要恐慌，协助孩子坚持治疗直至治愈；如果需要预防性治疗，也要督促孩子接受预防性治疗，以减少结核病的发生。

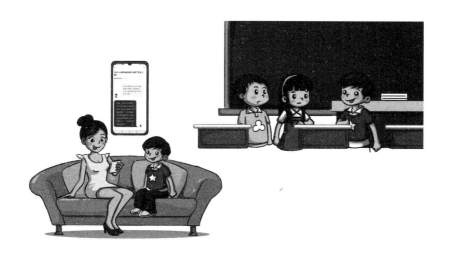

100.学校发生结核病疫情时应该怎样做好与媒体的沟通？

学校发生结核病疫情后应主动与公众进行风险沟通,回应社会和媒体关切,同时应注意网络舆情,收集舆论反应。通过媒体与公众进行风险沟通的方式主要有:

（1）接受采访。接受媒体采访一定要注意及时建立媒体采访接待和审批制度,指定对外发言人。可围绕媒体关注的问题约请多家媒体联合采访。

（2）组织媒体沟通会。当地政府部门应适时通报疫情处置进展,满足媒体和公众的信息需求,并根据需要举办媒体沟通会,向媒体记者介绍突发事件涉及的专业信息。

（3）举办新闻发布会。新闻发布会是政府发布信息、解读政策的重要渠道。对涉及特别重大、重大的学校结核病突发公共卫生事件,要快速反应、及时发声。

（4）利用官方网站、微博和微信等信息平台发布信息。当地政府部门的官方网站是发布权威工作信息的重要平台,也为媒体和公众主动搜集、获取健康知识提供了极大便利。一方面可以发布权威信息,另一方面也可以利用官方微信、微博等渠道对发布的信息进行补充。

（5）在线访谈。随着互联网的普及,公众越来越多地通过网络获取疫情信息。相关机构可适时举办在线访谈,充分调动系统内优质资源,与网民开展在线交流。

（6）举办主题宣传活动。相关机构可以考虑邀请媒体记者,主动设置议程,针对学校结核病科普知识开展各种主题宣传活动,以扩大健康传播的效果。

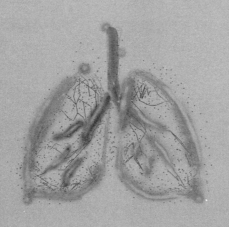

附:中国学校结核病防控指南
(2020 年版)

前　言

　　近年来，我国结核病疫情呈下降趋势，但由于人口基数大，疫情仍然十分严重，是全球结核病高负担国家。学校是学生高度集中的场所，一旦发生结核病，很容易发生校园内的传播流行。学校结核病流行不仅给学生的身心健康造成损害，对学校的教学秩序和环境稳定也带来影响，若处理不当，还会引起学生家庭和社会的强烈反响。为此，学校结核病防控是学校传染病防控和卫生保健的重要内容之一，受到了各级教育部门和卫生健康部门的高度重视。

　　学校结核病防控一直是我国结核病防治工作的重中之重。自 2003 年国家卫生健康行政部门和教育部建立部委协调机制以来，两部委多次下发关于加强学校结核病防治工作的通知，并开展联合督导。在 2010 年两部委联合下发《学校结核病防控工作规范（试行版）》的基础上，通过近年来学校结核病防控工作实践，结合学生结核病流行状况及其变化特点，两部委于 2017 年联合下发了修订后的《学校结核病防控工作规范（2017 版）》，要求按照属地管理、联防联控的工作原则，加强对学校结核病防控工作的组织领导，强化部门合作和职责，落实各项防控措施，并加强监管。这一规范

在指导全国学校结核病防控工作中发挥着重要作用。

受国家卫生健康委员会疾病预防控制局的委托,按照《学校结核病防控工作规范（2017版）》的要求,中国疾病预防控制中心组织专家制定了《中国学校结核病防控指南》(以下简称《指南》),并广泛征求了各级卫生健康行政部门、结核病防治人员、教育系统以及相关专家学者的意见和建议。《指南》的主要特点是强化了教育系统和医疗卫生系统各相关机构的职责和任务,规范和细化了学校结核病防控各项措施的实施要求,明确了实际工作中多种问题的处理方法,增加了学校结核感染控制措施的具体内容和督导考核的相关要求等。

《指南》供各级卫生健康行政部门、教育行政部门、学校、疾病预防控制机构和医疗机构（结核病定点医疗机构、非定点医疗机构和基层医疗卫生机构）从事学校结核病防控工作的相关人员使用。

编　者

2020 年 10 月

第一章　疫情特点和防控策略

我国是全球结核病高负担国家，虽然近年来疫情逐年下降，但由于人口基数大，人群感染率高，每年新发结核病患者数仍较多。学生由于学习负担重、免疫系统仍在发育过程中、卡介苗的保护效力有限等因素，感染结核菌后容易发生结核病。校园内人群密集，一旦存在传染源，容易造成传播。因此，学生是结核病发病的重点人群之一。

一、疫情特点

（一）全国学生人群特点

近几年《中国统计年鉴》显示，我国在校学生数一直维持在 2.5 亿左右，约占全国总人口的 20%，其中学龄前教育、小学、中学和大学人数分别约占在校学生总数的 20%、40%、30% 和 10%。此外，寄宿学生的比例在逐步提高，在各类课外补习培训机构、职业培训机构就读的学生数也在增加。学生人群的年龄一般在 3~24 岁。

（二）学生肺结核疫情特点

近年来，在我国法定传染病报告信息系统中每年报告的肺结核患者数居甲、乙类传染病的第二位，报告发病率逐年下降。学生肺结核报告发病率约为全人群报告发病率的 1/3，整体呈下降趋势。从人群分类来看，学生肺结核报告发病数约占全人群报告发病数的 4%~6%，仅次于农民、工人和离退休人员中的患者数。从报告年龄来看，15~24 岁年龄组约占学生报告发病总数的 85%，即高中阶段、本专科阶段的学生发病数较多，尤其是 18 岁左右年龄组所占比例最高。从报告时间来看，3~4 月、9 月为学生患者报告发病高峰。

（三）学校结核病突发公共卫生事件特点

近年来，我国报告了多起学校结核病突发公共卫生事件，呈现以下特点：一是以寄宿制学校为主；二是以高中学校居多；三是病原学阳性肺结核患者比例低；四是低疫情地区的突发事件多发生在高疫情地区学生生源多的学校。此外，还出现了耐多药肺结核校内传播引起的突发事件。

二、防控策略与措施

学校结核病防控要在地方政府的领导下，按照属地化管理、联防联控、预防为主的工作原则，卫生健康、教育等行政部门密切配合，将学校结核病防控工作统筹纳入当地的传染病防控工作规划，共同监督、指导辖区内各级各类医疗卫生机构和学校做好结核病防控工作，形成职责明确、各司其职的学校结核病防控工作格局。具体的防控措施包括：

（一）强化日常防控措施，做好疾病预防工作

建立学校结核病防控工作责任制；将结核病检查项目作为新生入学体检和教职员工常规体检的必查项目；对学生和教职员工开展结核病防控知识的健康教育，增强自我防护意识，减少对结核病患者的歧视；对校医、班主任及班级卫生员等相关人员进行结核病防控知识培训，提高对结核病的识别能力；改善校园环境卫生，加强聚集性场所的通风换气；开展晨检、因病缺勤病因追查及登记工作；对发现的学校肺结核患者和疑似患者依法依规及时报告；主动监测和分析学校肺结核疫情。

（二）及时处置散发疫情，防止疫情蔓延扩散

对学校肺结核患者进行诊断、报告、登记、治疗管理和随访检查，严格按照要求对患者进行休复学／休复课管理。发现学校肺结核病例后，立即开展现场调查处置，采取接触者筛查、患者治疗管理、疑似患者隔离、预防性治疗、环境消毒等一系列措施防止疫情蔓延。

（三）做好应急能力储备，及时有效应对突发疫情

强化联防联控工作机制，保障人员、经费、物资配备，建立完善应急处置预案，提高应急队伍处置能力。在第一时间完成疫情现场调查处置后，及时研判疫情风险，确认为突发公共卫生事件后及时上报，并规范开展各项应急处置工作，尽一切力量降低疫情危害及其不良影响。

第二章　机构职责

　　学校结核病防控工作要按照属地化管理的原则，在地方政府的领导下，完善由教育和卫生健康行政部门、医疗卫生机构和学校等组成的学校结核病防控工作网络，建立健全学校结核病防控工作机制，明确各相关部门的职责，各司其职、各负其责、密切配合，共同做好学校结核病防控工作。

一、卫生健康部门

（一）卫生健康行政部门

　　1. 与教育行政部门共同领导学校结核病防控工作，将其纳入当地医疗卫生机构工作计划，实行目标考核。

　　2. 会同教育行政部门制订符合本地区实际情况的学校结核病防控对策和措施，制定防控工作计划，并督促各项防控措施的落实，积极组织各医疗卫生机构、中小学校卫生保健所及学校认真贯彻落实。

　　3. 组织医疗卫生机构为辖区内学校结核病防控工作提供技术支持和指导。

　　4. 制定本地区学校结核病疫情应急处置方案，会同教育行政部门对事件进行调查和核实，组织专家进行风险评估、开展学校结核病突发公共卫生事件的现场调查和处置工作、研判疫情，并会同教育行政部门落实疫情处置经费。

　　5. 向教育行政部门通报辖区内学校肺结核疫情信息。

　　6. 会同教育行政部门对辖区内学校结核病防控工作进行定期监督检查。

（二）疾病预防控制机构

　　1. 制定辖区内学校结核病防控工作计划。

2.开展学校结核病防控工作培训。

3.为学校开展结核病防控知识健康教育和健康体检等工作提供技术支持和业务指导。

4.负责接收学校肺结核单病例预警信号,开展信息核实和预警信号响应工作。

5.开展主动监测,汇总、分析辖区内学校结核病疫情,提出风险管理建议。

6.负责开展学校结核病散发疫情和突发公共卫生事件的调查与处置,包括组织疫情核实、现场调查、接触者筛查和后续处理、患者管理等,指导学校开展健康教育和感染控制工作,协助学校开展心理疏导,对事件进行评估。

（三）医疗机构

医疗机构包括结核病定点医疗机构、非定点医疗机构和基层医疗卫生机构。

1.结核病定点医疗机构负责学校肺结核患者的诊断、报告、登记、治疗、健康教育、开具休复学／休复课诊断证明和随访管理工作;协助开展接触者筛查和疫情处置工作,开展住院患者的感染控制管理,负责预防性治疗及其随访检查工作。

2.非结核病定点医疗机构负责及时、规范报告发现的学校肺结核患者或疑似肺结核患者,并立即转诊至辖区内结核病定点医疗机构。

3.基层医疗卫生机构协助疾病预防控制机构开展学校肺结核患者的信息核实工作,并在疾病预防控制机构的指导下,对肺结核疑似患者和患者进行转诊、追踪,开展接触者筛查,做好患者出院后或居家治疗期间的服药管理和健康教育工作。

（四）卫生监督机构

1.负责对学校结核病防治工作制度建立、医务室／保健室／卫生室和校医院成立、疫情报告人确定等进行监督检查。

2.负责对学校内影响学生健康的环境、食品等卫生工作进行监督检查。

3.负责对新改扩建学校实施卫生相关审查。

4.负责对医疗机构传染病报告的规范性、及时性、准确性进行监督检查。

5.负责对疾病预防控制机构开展主动监测、疫情调查及对处置工作进行监督检查。

二、教育部门

（一）教育行政部门

1.与卫生健康行政部门共同领导学校结核病防控工作,将其纳入对学校的年度目标责任制考核内容,组织学校和卫生保健所认真贯彻落实。

2.配合卫生健康等部门,制定符合本地区实际的学校结核病防控对策、措施和工作计划,并督促学校落实各项防控措施。

3.会同卫生健康等部门,制定并落实本地区学校健康体检、结核病检查／筛查方案;汇总辖区内所有学校的健康体检结果,并告知卫生健康行政部门。

4.会同卫生健康部门,对辖区内学校结核病防控工作进行定期督导检查。

5.在卫生健康机构指导下,组织开展对校医等有关人员的结核病防控工作培训。

6.配合卫生健康部门监测辖区内学校结核病发病情况,适时发布预警信息。

7.会同卫生健康部门落实学校结核病疫情处置经费,协助卫生健康部门做好疫情的调查处置等工作。

（二）学校

1.承担学校结核病防控主体责任,建立一把手负总责、分管领导具体抓的防控工作责任制,并将责任分解到部门、落实到人。

2.按照国家规定成立校医院、医务室（保健室／卫生室）,由专人负责学校结核病防控工作,明确结核病疫情报告人。

3.根据教育行政部门的部署,在卫生健康部门指导下,制定并实施学校结核病防控工作计划。

4.做好学生和教职员工肺结核患者报告、登记、转诊和追踪。

5.在疾病预防控制机构指导下,积极开展学校结核病防控知识的健康教育与健康促进工作。

6.按照相关规范和标准,切实改善教学和生活环境,保障学生学习和生活的人均使用面积;加强教室、宿舍、图书馆等人群聚集场所的通风换气,保持室内空气流通;做好校园环境的清扫保洁。

7.将结核病检查项目纳入学校新生入学体检和教职员工常规体检,组织实施并上报结果。

8.做好日常晨检、因病缺勤病因追查及登记等工作,及时、规范地向辖区疾病预防控制机构报告学校结核病疫情信息。

9.配合疾病预防控制机构开展接触者筛查及后续处置工作。

10. 在疾病预防控制机构的指导下,对在校治疗的肺结核患者和接受预防性治疗的学生进行服药管理。

11. 依据休复学／休复课诊断证明,对肺结核患者进行休复学／休复课管理。

12. 发生学校结核病突发公共卫生事件时,配合卫生健康部门做好疫情处置,做好全校师生和学生家长的健康教育和心理疏导。

（三）卫生保健所

1. 协助当地教育行政部门制定适合本地区实际的学校结核病防控对策和措施。

2. 配合疾病预防控制机构开展和指导中小学生结核病防治工作,包括学生和教职员工的健康体检和健康教育等工作。

3. 配合疾病预防控制机构开展学校结核病疫情监测和疫情调查、应急处置工作。

第三章　学校常规预防控制措施

常规预防控制措施是指学校在日常工作中应当采取的预防控制措施，它是防止学校结核病发生的基础。教育和卫生健康行政部门应当依法履行相应职责，督促学校落实各项常规防控措施。

一、健康体检

健康体检是早期主动发现肺结核患者的重要手段。各级各类学校应在新生入学体检和教职员工常规体检中开展结核病相关检查，并将体检结果纳入学生和教职员工的健康档案。

（一）健康体检机构的选择

教育行政部门和学校应选择符合《中小学生健康体检管理办法》中规定的、具有健康体检资质的机构（含结核病定点医疗机构）开展健康体检工作。体检机构必须具备开展结核分枝杆菌感染检测、胸部 X 光片检查的能力。如体检机构既往未进行过结核分枝杆菌感染检测、或有检测人员或检测方式的变动，开展检测前应与疾病预防控制机构或其他相关专业机构联系，由其对体检机构的从业人员进行技术培训，并开展质量控制。

结核分枝杆菌感染检测技术包括结核菌素皮肤试验（Tuberculin Skin Test, TST）和 γ - 干扰素释放试验（Interferon-Gamma Release Assay，IGRA）等，鼓励探索适宜新技术和新方法，科学开展论证，提升检测效果。

（二）动员和宣传

学校和体检机构在开展体检之前应对学生及家长进行动员和宣传，尤其是要解

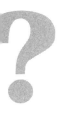
释 TST 检测和胸部 X 光片检查的目的、意义以及相关注意事项,获得学生和家长的理解、配合。学校应做好健康体检的组织和安排,在体检结束后,要汇总相关情况,并及时上报教育行政部门。

（三）健康体检的时间、内容及方法

1. 新生入学体检

原则上在学生入校前完成,最晚应在开学后 1 个月内完成,具体时间由学校和体检机构共商确定。

中等职业教育学校、工读学校和特殊教育学校的新生入学体检参照同年龄组人群开展。

体检的内容主要是对肺结核患者密切接触史和肺结核可疑症状的问诊、进行 TST 检测和胸部 X 光片检查。咳嗽、咳痰大于等于 2 周,咯血或血痰是肺结核的主要症状,具有以上任何一项症状者为肺结核可疑症状者。此外,胸闷、胸痛、低热、盗汗、乏力、食欲减退和体重减轻等也是肺结核患者的常见症状。

（1）幼儿园、小学及非寄宿制初中入学新生

1）体检内容

肺结核患者密切接触史和肺结核可疑症状的问诊。

2）体检方法

①问诊由学校校医、经过培训的老师或体检机构人员开展,对于低龄新生可询问其家长,记录询问结果。对于有肺结核患者密切接触史或可疑症状的学生,学校要向学生家长发放《新生入学体检告知书》(附件 1),要求其到学校指定的体检机构进行 TST 检测。

②体检机构进行 TST 检测后,对有肺结核可疑症状者或 TST 检测强阳性（硬结平均直径大于等于 15 毫米或局部出现双圈、水泡、坏死及淋巴管炎）者,要进行胸部 X 光片检查。对于有 TST 检测禁忌征的学生,可以采用 IGRA 替代。

不能进行 TST 检测的人员包括:

A. 患急性传染病（如麻疹、百日咳、流行性感冒、肺炎等）、急性眼结膜炎、急性中耳炎,患全身性皮肤病;

B. 有多种药物过敏反应史、癫症史;

C.48h~96 小时无法查验 TST 检测结果；

D.临床医生判定不适合进行 TST 检测的其他情况。

（2）高中和寄宿制初中入学新生

1）体检内容

肺结核可疑症状的问诊和 TST 检测。

2）体检方法

①在新生入学时，学校要向学生 / 家长发放《新生入学体检告知书》（附件 1）。

②体检机构进行肺结核可疑症状的问诊和 TST 检测。对于有 TST 检测禁忌征的学生，可以采用 IGRA 替代。

③肺结核可疑症状者或 TST 检测强阳性者 /IGRA 阳性者应进行胸部 X 光片检查。

（3）大学入学新生

1）体检内容

肺结核可疑症状的问诊和胸部 X 光片检查。

2）体检方法

在新生入学时，学校要向学生 / 家长发放《新生入学体检告知书》（可参考附件 1），由校医院或指定的体检机构进行肺结核可疑症状的问诊和胸部 X 光片检查。重点地区和重点学校可同时开展 TST 检测。

2.其他学生体检

（1）转学生需提交入学体检证明，体检内容按照其所进入学校对应的新生入学体检结核病检查程序进行。

（2）关注从高疫情地区转入低疫情地区学生的体检工作，根据需要可增加体检项目和 / 或次数。

（3）有条件的地区可考虑开展高二或其他时段的在校师生体检。

3.教职员工体检

（1）体检时间

新入职员工在入职前完成；在职员工每年开展一次常规体检，建议与新生入学体检同步进行。

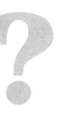

（2）体检方法

由体检机构对教职员工进行肺结核可疑症状问诊和胸部 X 光片检查。

4.健康体检异常者的进一步检查

对健康体检中发现的肺结核可疑症状者、或 TST 检测强阳性者 /IGRA 阳性者、或胸部 X 光片检查异常者,体检机构应将其转诊到当地结核病定点医疗机构接受进一步的结核病检查。

（四）结核病健康体检结果的记录、汇总和反馈

完成健康体检工作后,检查结果需填写在《学校结核病健康体检一览表》(附件2)和学生、教职员工的健康档案中,汇总附件2的信息填写《学校结核病健康体检汇总表》(附件3),对学生的基本情况、参与体检情况、体检结果等进行综合分析,计算体检率（实际体检人数 / 应体检人数）,撰写体检结果分析报告,列出疑似肺结核患者的基本信息,并由学校上报当地教育行政部门。

教育行政部门应汇总附件3的信息填写《县（区）级学校结核病健康体检汇总表》(附件4),并反馈给属地卫生健康行政部门。

（五）体检后的处理

1.肺结核和疑似肺结核患者

学校应当将体检发现的异常结果及时告知本人,若学生异常需告知其家长。对于肺结核或疑似肺结核患者,要由体检机构与学生所在学校班主任或校医核准学生信息（学校名称、学校地址和班级必须填写）后进行传染病报告,并将患者转诊到当地结核病定点医疗机构进行进一步检查诊治。

2.单纯 TST 检测强阳性者（或 IGRA 阳性者）

体检机构应将单纯 TST 检测强阳性 /IGRA 阳性的学生、教职员工的信息反馈给学校,学校要加强对这些学生和教职员工的健康教育,告知 TST 检测强阳性 /IGRA 阳性的意义、肺结核的常见症状,可建议有肺结核患者密切接触史或其他高危因素者进行预防性治疗（详见第二篇第七章,18 岁以下学生需家长知情同意）;要对其加强常规监测,一旦出现肺结核可疑症状,应督促其到指定的结核病定点医疗机构进行进一步检查,并收集其诊断结果。

二、健康教育

学校结核病健康教育是指在学校中通过有计划、有组织、有评价地对师生开展结核病防治知识和技能的教育，使其养成良好的学习、卫生和生活等习惯，预防结核病发生，杜绝师生结核病患者的瞒报和谎报，降低结核病在校园内传播的风险。

（一）目的

通过开展结核病防治知识和技能的教育，培养学生做自己健康的第一责任人意识，提高师生对结核病的认知水平和防控意识；改变不良习惯、保持健康行为，有病及时就医、早诊早治，不瞒报和谎报；讲究卫生、维护校园环境，防止结核病在学校传播。

（二）方式和内容

不同的人员在学校结核病防控工作中的作用、需求等不尽相同，在学校开展结核病防控健康教育时，需要对不同的人员采取有针对性的健康教育方式和内容，以达到健康教育的最佳效果。

1. 教育行政部门及学校领导

（1）方式

可以通过召开部门间沟通协调会或发放有针对性的健康教育材料等形式，由卫生健康行政部门指定的专家每年开展一次。

（2）主要内容

主要内容包括我国及学校结核病疫情状况，学校结核病防控相关的法律、法规和规范，学校结核病的主要防控措施，各部门职责和部门间合作的重要性等。

2. 学校卫生管理人员、校医及教师

（1）方式

可采取集中培训或发放有针对性的健康教育材料等方式，由教育行政部门每学期组织一次，提高辖区内学校卫生管理人员、校医及教师的结核病防治知识和技能。校医作为校内传染病防治的一线工作人员，应尤其重视对其培训。

（2）主要内容

主要内容包括结核病防治的法规、政策、基本知识，学校结核病防控措施和工作内容，开展学校结核病防控工作的技巧，包括如何对学生开展结核病健康教育、组织开展新生入学体检和教职员工体检、开展日常晨检和因病缺勤病因追查及登记等工

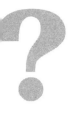

学校结核病防治知识

100问

作的规范要求和细节。

3. 学生及其家长

（1）方式

开发有针对性的结核病预防控制健康宣传材料,包括小册子、宣传栏、宣传画、实物和光盘等传统形式的宣传材料,也可开发基于互联网、手机报、微信公众号等新型媒体的电子阅读资料。

进行各种形式的健康教育活动,主要包括:

1）大众传播:借助如网络、微信、微博、校园广播、电视、报纸、杂志等进行结核病防控知识的宣传教育,也可将宣传资料放置于教学楼、宿舍楼、校医院、医务室（保健室／卫生室）等场所。

2）校内教育:通过开设结核病防治健康教育课,由授课教师进行专题教育或结合其他课程进行健康教育;也可通过世界防治结核病日、世界卫生日、世界艾滋病日等集中开展结核病防治健康教育活动;还可通过社会实践、主题班会、培训、讲座、报告、讨论、辩论赛、会议等形式广泛传播结核病防控知识。

3）校外教育:利用家长会、致家长一封信等方式,也可通过学生向家长讲解结核病防治知识,开展家庭教育,共同促进家长对结核病防治知识的了解。另外,大学生也可利用校际联谊、志愿者服务、社会实践、课题研究、支教等形式,积极开展校外结核病防治知识传播活动。

4）同伴教育:通过在班级和宿舍交谈、讨论、召开班会等形式开展结核病防治知识的同伴教育,尤其可利用手机微信,在微信群中快速传播结核病防治知识、进行讨论交流等。

（2）主要内容

主要内容包括结核病防治的核心信息和基础知识、良好的卫生习惯、关注自身健康、不瞒报病情等。《学校结核病防控健康教育相关知识》见附件5。

（三）效果评价

教育行政部门或学校要定期对学校结核病防控健康教育的实施状况和效果进行评价,了解健康教育取得的成效及存在的问题和不足,开展有针对性的调整和改进,以提高学校结核病防控健康教育的效果。评价的主要内容包括:学校结核病防控健康教育的覆盖率（覆盖的学校、班级等）、知晓率（学生对结核病防治知识的了解情况）、肺结核或疑似肺结核患者报告和推介转诊的及时性、学生就诊延迟情况等。

三、学校环境卫生

学校应当按照学校卫生的相关规范和标准要求，保障学生学习和生活的人均使用面积，并加强教室、宿舍、图书馆等人群聚集场所的通风，做好校园环境的清扫保洁，消除卫生死角。

（一）中小学校教室设施要求

1. 普通教室人均使用面积：小学不低于 1.15 平方米，中学不低于 1.12 平方米。

2. 教室前排课桌前缘与黑板应有 2 米以上距离，后排课桌后缘距黑板不超过 9 米。

3. 教室内各列课桌间应有不小于 0.6 米宽的纵向走道，教室后应设置不小于 0.6 米的横行走道。

4. 教室应设通气窗，保证通风换气。

（二）学生宿舍设施要求

1. 不应与教学用房合建。

2. 居室人均使用面积不应低于 3.0 平方米。

3. 保证学生一人一床。

4. 保证通风良好，寒冷地区宿舍应设有换气窗。

（三）学校公共场所

保持学校公共场所（图书馆、食堂等）的通风换气。详见第二篇第八章。

（四）校园环境卫生

建立学校校园环境卫生管理制度，做好学校环境的清扫保洁，清除卫生死角，做好垃圾处理。

四、晨检和因病缺勤病因追查及登记

晨检和因病缺勤病因追查及登记是学校结核病防控工作中早期发现患者的重要手段，也是避免学校结核病疫情发生和蔓延的有效措施。通过晨检和因病缺勤病因追查及登记，可以及时发现和治疗结核病患者，减少结核病在校园内的传播。

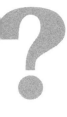

（一）晨检

适用于托幼机构和中小学，有条件的大中专院校也可以开展。

建立健全学校的晨检制度，每个班级均由班主任或指定的学生担任班级监测员，负责晨检和记录工作。

1. 学校医务室（保健室／卫生室）对各班监测员开展培训，由监测员负责每天晨检工作，了解每名到校学生是否有咳嗽、咳痰、发热、盗汗等症状。

2. 发现学生出现咳嗽、咳痰等症状，监测员应在《学生晨检记录表》（附件6）中记录症状及其出现时间，及时向学校医务室（保健室／卫生室）报告。

医务室（保健室／卫生室）应每周核查《学生晨检记录表》，及时发现并关注持续咳嗽、咳痰者。

3. 对发现的肺结核可疑症状者，学校医务室（保健室／卫生室）填写《肺结核可疑症状者／疑似肺结核患者推介／转诊单》（附件7），由学校指定人员或通知家长陪伴学生到当地结核病定点医疗机构接受检查，并将转诊单交给结核病定点医疗机构。

4. 对已转诊的学生，班主任或医务室（保健室／卫生室）要密切追踪转诊后的到位情况和结核病定点医疗机构的最后诊断结果，将诊断结果填写到附件6中。

（二）因病缺勤病因追查及登记

要重视因病请假学生／教职员工的追踪管理工作，建立由班主任（辅导员）、班干部、宿舍长、校医院和医务室（保健室／卫生室）组成的因病缺勤追踪管理网络。

1. 班主任或班干部应当关注本班学生每天的出勤情况。对缺勤学生应核实是否为因病缺勤，尤其对已有慢性咳嗽、咳痰等肺结核可疑症状、缺勤请假时间较长、一段时间内反复请假的学生，应尽早掌握其请假原因。

对无固定班级的大专院校或走班制学校，可以宿舍为单位开展工作，由宿舍长了解学生请假原因，并报告给班主任（辅导员）。

2. 对确定是因病缺课的学生，班主任（辅导员）要第一时间掌握学生的诊断情况，根据医院出具的诊断证明，在《学生因病缺勤病因追查登记表》（附件8）中登记，并将登记表和学生的诊断证明材料提交校医院或医务室（保健室／卫生室）审核。

3. 校医院或医务室（保健室／卫生室）应及时调查患病学生情况，进行初步诊断，对肺结核可疑症状者或疑似肺结核患者，及时填写《肺结核可疑症状者／疑似肺结核患者推介／转诊单》（附件 7），由学校指定人员或通知家长陪伴学生到当地结核病定点医疗机构进行进一步诊断。对疑似肺结核、但仍需在校等待诊断结果的学生，应进行隔离。

4.校医院或医务室（保健室／卫生室）应对全校因病缺勤情况进行定期收集、统计、调查和报告，做出疫情数据分析及预警，及早发现校内传染病疫情传播的苗头。

因病缺勤教职员工的病因追查，按同样流程实施。

五、病例报告和转诊

各级各类学校对日常诊疗／晨检／因病缺勤病因追查中发现的肺结核可疑症状者或疑似肺结核患者，均应进行相应记录、推介转诊，并追踪其诊断结果。

校医院或医务室（保健室／卫生室）要负责传染病报告和转诊。对日常诊疗中发现的疑似肺结核患者，首诊责任医生／预防保健科在发现后的 24 小时内进行传染病报告并将其转诊至属地结核病定点医疗机构。传染病报告卡的内容要逐项核实填写，尤其是在工作单位栏中详细记录患者所在的学校（校区、学院和专业）和班级名称，还应清楚填写其现住址、身份证号码和联系电话。不具备网络报告条件的校医院或医务室（保健室／卫生室），应将纸质传染病报告卡及时交往属地疾病预防控制机构传染病管理相关科室，在 24 小时内完成网络报告。

在晨检、因病缺勤病因追查中发现的可疑症状者或疑似肺结核患者，填写《肺结核可疑症状者／疑似肺结核患者推介／转诊单》（附件 7），学校指定人员或通知家长陪伴学生到属地结核病定点医疗机构进一步诊治，并根据诊断证明，将诊断结果填写在附件 6 或附件 8 中。

第四章 疫情主动监测与信息反馈

切实加强对学校结核病疫情的主动监测,建立医疗机构、学校、疾病预防控制机构疫情监测和信息反馈网络,实现结核病疫情信息实时共享,利用舆情信息,及时发现并处置疫情,严防结核病在学校的传播流行。

一、疫情主动监测

（一）疾病预防控制机构

1.常规开展学校结核病疫情主动监测

通过国家传染病自动预警信息系统开展学校肺结核单病例预警,各地疾病预防控制机构也应定期浏览传染病网络报告信息系统,以免遗漏学校肺结核疫情信息。

（1）预警对象

人群分类为"幼托儿童""学生"和"教师",或人群分类为其他但年龄为"3~24岁"的肺结核病例。

（2）预警信号响应

1）预警信号接收

预警信号以手机短信的方式发送至患者现住址所在地的县（区）级疾病预防控制机构。县（区）级疾病预防控制机构需指定人员接收预警短信,负责肺结核疫情监测和预警信号响应工作。

2）核实信息

县（区）级疾病预防控制机构要及时组织患者现住址所在地的基层医疗卫生机构,核实患者住址及学校信息,填写《学生年龄段／教师肺结核患者信息核查表》（附件 9）。

对于人群分类为其他但年龄在"3~24 岁"的肺结核患者,经核实一旦确认为"幼托儿童""学生"或"教师"（指在学校工作的人员,并不仅局限于授课教师）身份,要于 24 小时内在传染病网络报告信息系统上更正其人群分类。

经核实信息后,一旦确认肺结核患者的现住址发生跨县（区）/跨地（市）/跨省改变的,要于 24 小时内在传染病网络报告信息系统上更正其现住址,以保证预警信号再次发送到患者现住址所在地的县（区）级疾病预防控制机构。

3）预警信号响应

根据信息核实结果,要在收到预警信号的 24 小时内在预警系统中勾选"是否为疑似事件"。若不是"幼托儿童""学生"和"教师",勾选"否";若是"幼托儿童""学生"或"教师",勾选"是"。

（3）发放疫情处置告知书

确认幼托儿童或学生或教职员工患者及其学校信息后,县（区）级疾病预防控制机构要在 24 小时内向学校发送《学校结核病病例处置告知书》（附件 10）,启动密切接触者筛查工作。对在寒暑假期间发现的学校肺结核患者,县（区）级疾病预防控制机构要在 72 小时内通知学校,尽快组织开展密切接触者筛查。

如发现肺结核患者的托幼机构或学校处于辖区外,应立即通知学校所在地的疾病预防控制机构。

2. 定期汇总分析辖区内学校肺结核疫情

县（区）级疾病预防控制机构应根据《学生年龄段 / 教师肺结核患者信息核查表》和传染病网络报告信息系统中的相关内容,每月统计一次本辖区报告的,以及现住址为本辖区的人群分类为"幼托儿童""学生"和"教师"的肺结核患者数量。

对本辖区内的学校,按不同学校进行筛选,统计辖区内各学校的患者数。统计时注意识别学校名称填写不规范的情况,如对同一所学校,部分患者的单位填写了学校全称而其他患者单位仅填写简称,或使用了同音字等,应核实确认是否为同一学校。对部分在校学生众多（可达几万至十几万人）的大学等,应细分后按照学院等级进行汇总统计。

如果发现同一学校（校区）同一学期内报告 3 例及以上肺结核患者,疾病预防控

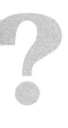

制机构应根据现场调查结果分析病例之间的流行病学关联。确定有流行病学关联的，应向同级卫生健康行政部门、上级疾病预防控制机构和学校报告、反馈。

县（区）级疾病预防控制机构应根据当地结核病疫情现状、学校结核病疫情特征等进行流行趋势分析和预测，及时发现高风险学校，将分析结果向本级卫生健康行政部门和上级疾病预防控制机构报告，并由卫生健康行政部门向教育部门通报学校疫情分析情况。

（二）医疗机构

1.主动核实学生年龄段患者的身份

各级各类医疗机构的门诊医生在日常诊疗中，一旦发现年龄为"3~24岁"的肺结核患者，需仔细核查，确定患者的身份是否为学生。

2.详细填写传染病报告卡信息

对于自报人群分类为"幼托儿童""学生"或"教师"的肺结核患者或疑似肺结核患者，接诊医生必须逐项核实传染病报告卡的各项内容，在患者的工作单位栏中详细记录患者所在的学校（校区、学院和专业）和班级名称，还应清楚填写其现住址、身份证号码和联系电话。注意学校名称应填写当前的规范全称，避免错误填写同音异形字。

二、舆情监测

学校结核病疫情具有高度社会敏感性，容易成为媒体关注的焦点。疾病预防控制机构除通过主动监测发现学校结核病病例外，还应与当地舆情监测部门（如卫生健康、宣传或公安部门等）合作，充分利用各种渠道获得舆情信息，及时发现并核实学校肺结核病例和疫情信息，以便尽早规范处置疫情，及时应对舆情，平息社会恐慌，维护社会稳定。

（一）舆情监测的方法

1.监测方法

（1）人工法：工作人员利用搜索引擎围绕学校结核病事件定向收集舆情信息。人工监测网络舆论往往需要圈定搜索范围，无法全网全面收集。

（2）智能法：利用舆情软件定向收集舆情信息，采用数据挖掘、分词聚类、语义分析、情感分析等人工智能技术，实现动态的对全网舆情的自动化采集和信息分类。

2.舆情监测边界词

无论是人工法还是智能法,舆情监测的质量往往取决于边界词的设置,即填入搜索引擎工具或者舆情监测软件的信息。以学校结核病的关键词和标签词作为边界词,可以考虑将"结核""学校""学生""休学""多名"等关键词进行联合搜索,还可使用当地语言中对上述词语的描述用词。必要时可加当地学校名称等信息。

已开展传染病舆情监测的地区,应将上述边界词纳入监测范围。因各种原因尚未开展舆情监测的地区,负责舆情监测的科室应与结核病防治科共同制定学校结核病舆情监测方案,尽快准备相关设备设施、培训相关人员,以便尽早开展学校结核病舆情监测。

（二）舆情监测信息的利用

发现有关学校结核病病例或疫情的举报、传言、新闻报道、媒体报道等线索时,疾病预防控制机构要立即组织人员进行调查核实。

三、信息反馈和报告

（一）学校

通过因病缺勤病因追查或其他途径发现肺结核或疑似肺结核病例,学校传染病疫情报告人应当以简单方便的通讯方式（如电话、传真等）,在 24 小时内向属地县（区）级疾病预防控制机构报告。

（二）县（区）级疾病预防控制机构

1.本地学校的学生／教职员工患者的信息反馈

应在获知患者信息后的 24 小时内向病例所在学校通报,并向学校发送《学校结核病病例处置告知书》（附件 10）。

2.非本地学校的学生／教职员工患者的信息反馈

应填写《跨区域学生肺结核患者告知单》（附件 11）,并在获知患者信息后的 48 小时内通过电话、网络、传真、邮件等形式向学校所在地疾病预防控制机构通报,必要时可由上级疾病预防控制机构逐级通报相关信息。

3.学校结核病散发疫情的信息报告

疾病预防控制机构发现同一学校同一学期出现 3 例及以上有流行病学关联病例的散发疫情（以下称为 3 例及以上有流行病学关联病例的散发疫情,散发疫情定义

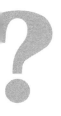
见第九章）时，应在24小时向同级卫生健康行政部门和上级疾病预防控制机构报告，并向学校反馈。

4. 突发公共卫生事件的信息报告

疾病预防控制机构经过现场流行病学调查核实判定达到突发公共卫生事件（定义见第九章）标准、判断可能构成突发公共卫生事件后，应在2小时内向同级卫生健康行政部门、上级疾病预防控制机构和学校报告（详见第二篇第九章）。

第五章　患者诊断、治疗和管理

发现和治愈肺结核患者是当前控制结核病疫情的最有效措施,早期诊断、规范治疗、落实休复学 / 休复课管理,是治愈学校结核病患者、消除其传染性、阻断校园内传播的关键措施。

一、肺结核诊断

（一）检查流程

1.问诊

对所有就诊者,要详细询问其肺结核患者接触史和肺结核可疑症状。除常见症状外,儿童肺结核还可表现为发育迟缓,儿童原发性肺结核可因气管或支气管旁淋巴结肿大压迫气管或支气管、或发生淋巴结～支气管瘘而出现喘息症状。

2.感染检测

可采用 TST 或 IGRA 等进行感染检测。

3.胸部影像学检查

15 岁及以上者均进行检查;15 岁以下者,对具有肺结核可疑症状、或 TST 检测强阳性 /IGRA 阳性者进行检查。

4.病原学检查

对具有肺结核可疑症状、或胸部影像学检查异常者、或 TST 检测强阳性 /IGRA 阳性者,留取 3 份合格痰标本进行相关检查。

5.排查骨结核、淋巴结核、结核性腹膜炎、盆腔结核等肺外结核。

（二）诊断标准

根据流行病学史及影像学检查、实验室检查，按照《肺结核诊断》（WS288~2017）中的结核病诊断要求，做出诊断，并根据《结核病分类》（WS196~2017）进行分类。

（三）肺结核临床诊断病例的质量控制

对于无实验室阳性结果，经临床诊断为肺结核的师生患者，诊断须符合以下全部要求：

1. 患者须经至少3份痰标本的萋~尼氏抗酸染色显微镜检查或荧光染色显微镜检查均为阴性。送检的标本须为合格检验标本，不合格标本须重新送检。

2. 至少经1份痰标本分枝杆菌分离培养和／或分枝杆菌核酸检查为阴性，无检查条件的需送上级检查。

3. 临床表现不典型的患者，可暂时不定诊，先进行鉴别诊断。必要时请上级医疗机构会诊。未明确诊断前，疑似病例须进行隔离。

4. 所有患者须经当地结核病诊断专家组集体讨论定诊。发生3例及以上有流行病学关联病例的散发疫情和学校结核病突发公共卫生事件时，所有患者的诊断须经地（市）级及以上专家组集体讨论确定。

二、肺结核治疗

学生肺结核患者的治疗应依据《中国结核病预防控制工作技术规范（2020年版）》，根据药物敏感性试验结果，结合学生患者的年龄、体重和病情特点等制定合理的化疗方案，并开展随访检查，判定疗效。

三、治疗管理

（一）个案调查

疾病预防控制机构人员要在学校的配合下，尽快对报告的"幼托儿童""学生"和"教师"活动性肺结核患者开展流行病学个案调查，了解患者的发病和就医过程、掌握其发病后的活动范围和接触人员情况等。主要调查内容包括患者的基本情况，发病、就诊和诊疗经过，接触史、发病后的主要活动，诊断治疗情况，目前的健康状况等。《学校肺结核患者个案调查表》见附件12。

如患者已回到原籍，可请原籍所在地的疾病预防控制机构协助完成。

（二）服药管理

在服药过程中,除需加强患者的服药管理外,还需增加患儿家长尤其是低龄患儿家长的依从性管理。

1.住院治疗

住院治疗期间,患者每次服药均应在医护人员直接面视下进行。

2.门诊治疗

对采取门诊治疗的患者,结核病定点医疗机构具体负责患者的规范治疗,根据结果做好疗效评价工作。疾病预防控制机构要组织基层医疗卫生机构,按照要求通过定期访视、督促服药、提醒复查和做好药物不良反应监测等手段进行管理。

3.在校治疗

在校治疗对象主要包括在学校留观接受诊断性治疗的疑似患者、复学后仍需抗结核治疗的肺结核患者,以及不需休学的肺结核患者。学校卫生机构（校医院、医务室/保健室/卫生室）应在疾病预防控制机构的指导下,负责患病学生的治疗管理,督促患者按时服药和定期复查。定点医疗机构要与学校密切沟通与合作,一旦疑似患者诊断为肺结核,或肺结核患者在治疗过程中出现病情反复,应及时向学校和疾病预防控制机构通报,按要求尽快采取隔离和/或休学等措施。

（三）跨区域管理

对于需要返回原籍继续治疗的患者,应参照《中国结核病预防控制工作技术规范（2020 年版）》“跨区域患者的管理”的要求做好转出和转入管理工作。

（四）休复学管理

学生被诊断为肺结核患者后,应根据不同的病情,采取休复学管理。教职员工肺结核患者的休复课管理可参照学生休复学管理要求执行。

1.休复学标准

（1）休学标准

符合下述病情条件之一的学生肺结核病例须休学。

①病原学阳性肺结核患者;

②胸部 X 光片显示肺部病灶范围广泛和/或伴有空洞的病原学阴性肺结核患者;

③具有明显的肺结核症状,如咳嗽、咳痰、咯血等;

④其他情况,根据患者实际情况判断。

（2）复学标准

已按以上标准休学的患者,经过规范治疗、病情好转,可根据以下情况复学。

①病原学阳性肺结核患者以及重症病原学阴性肺结核患者（包括有空洞/大片干酪状坏死病灶/粟粒性肺结核等）经过规范治疗完成全疗程,达到治愈或完成治疗的标准。

②其他病原学阴性肺结核患者经过2个月的规范治疗后,症状减轻或消失,胸部X光片病灶明显吸收;自治疗3个月末起,至少两次涂片检查均阴性且至少一次结核分枝杆菌培养检查为阴性（每次检查的间隔时间至少满1个月）。如遇特殊情况的患者,需由当地结核病诊断专家组综合判定。

2.休复学诊断证明

定点医疗机构要严格掌握休复学/休复课标准,并按照标准开具相应诊断证明。

（1）休学诊断证明

休学诊断证明原则上由学校所在地的县（区）级及以上结核病定点医疗机构开具,对未诊断即已返家治疗的患者,可由最终诊断的定点医疗机构开具。

开具休学诊断证明时,医生应详细填写患者基本信息,写明休学依据。诊断证明一式三份,患病学生和结核病定点医疗机构各执一份,另一份由定点医疗机构直接或通过疾病预防控制机构送达学校。《肺结核患者休学诊断证明》可参考附件13。

（2）复学诊断证明

复学诊断证明应由患者实际接受规范化治疗的定点医疗机构开具,以便明确说明复学标准中要求的治疗完成情况和检查结果。

开具复学诊断证明时,应详细填写患者的诊断、治疗时间、痰菌状态、病变吸收程度等。诊断证明一式三份,患病学生、学校和结核病定点医疗机构各执一份。《肺结核患者复学诊断证明》可参考附件14。

3.休复学手续

学校依据定点医疗机构开具的"休学诊断证明"和"复学诊断证明"为学生办理休复学手续,并将休复学诊断证明存档。

　　学校要做好返校学生的复学诊断证明核实工作，非本辖区定点医疗机构开具的复学诊断证明和相关资料须经学校所在地结核病定点医疗机构／疾病预防控制机构复核，如不能提交相关资料须重新检查。对未达到复学标准者，学校所在地定点医疗机构应开具继续休学治疗的诊断证明，写明继续休学的依据，例如"经复核／重新检查，该患者目前痰涂片检查仍为阳性"，注明"未达到复学标准，建议继续休学"，并将核实结果告知学校及所在地的县（区）级疾病预防控制机构。

　　部分地区或学校针对学生长期病假或休复学有特殊的管理办法，应在满足上述休复学要求的前提下执行本地或本校规定。

第六章　接触者筛查

接触者筛查有助于早期发现肺结核患者和结核分枝杆菌感染者,是开展结核病疫情处置、确定传播范围、评估疫情规模和研判疫情风险的关键环节。及时发现所有肺结核患者,可阻断传播;对感染者进行预防性治疗干预,可降低发病风险,减少续发病例。

一、接触者定义

指示病例是学校内最初报告的活动性肺结核患者,包括确诊病例和临床诊断病例。根据与指示病例的接触方式、程度和时间,接触者可划分成三类。

（一）密切接触者

1. 与患者在同一个教室学习的师生、在同一个宿舍居住的同学。

2. 与患者诊断前 3 个月至开始治疗后 14 天内在同一住宅接触达到 7 天的家庭成员。

3. 其他与病原学阳性 / 重症病原学阴性 / 症状明显的病原学阴性患者在诊断前 3 个月至开始治疗后 14 天内在封闭空间直接连续接触 8 小时及以上或累计达到 40 小时者,或与其他病原学阴性患者在诊断前 1 个月内累计接触达 40 小时者。

如果患者从出现症状到明确诊断的时间超过 3 个月,则上述关于密切接触者的定义应更新为从症状出现时至开始治疗后 14 天。

（二）一般接触者

与指示病例在同一教学楼层或宿舍楼层共同学习和生活者。

（三）偶尔接触者

与指示病例在同一教学楼或宿舍楼但不在同一楼层共同学习和生活者，或偶尔接触的师生。

教职员工等依据接触方式、接触程度和接触时间综合判定。

二、接触者确定和筛查

（一）筛查范围的确定

1. 首次筛查范围

首次筛查一般限于密切接触者，应覆盖全部密切接触者，做到应查尽查。

如果首次筛查未发现新病例，且密切接触者的 TST 检测强阳性率与该地区同年龄组的 TST 检测强阳性率无明显差异，则筛查可终止。

2. 扩大筛查范围

如果首次筛查新发现了 1 例及以上肺结核病例，或密切接触者的 TST 检测强阳性率明显高于该地区同年龄组的 TST 检测强阳性率，需将接触者筛查范围扩大，从相邻班级和宿舍开始，直至扩大至所有一般接触者。同时还需对新发现病例的全部密切接触者开展筛查。

如果扩大筛查未发现新病例，且一般接触者的 TST 检测强阳性率与该地区同年龄组的 TST 检测强阳性率无明显差异，则筛查可终止。

3. 进一步扩大筛查范围

如果扩大筛查又发现了 1 例及以上肺结核病例、或一般接触者的 TST 检测强阳性率明显高于该地区同年龄组的 TST 检测强阳性率，需将接触者筛查范围扩大至相邻楼层，并根据筛查结果逐步扩大至所有偶尔接触者。同时还需对新发现病例的密切接触者开展筛查。

如上述筛查仍能发现新患者，或者筛查结果显示校内发生多点结核传播，传染来源无法分辨，则应根据实际情况进一步适当扩大筛查范围。

（二）筛查内容及方法

15 岁以下的接触者，同时进行肺结核可疑症状筛查和 TST 检测（有禁忌征者或有条件的地区可采用 IGRA），对肺结核可疑症状者或 TST 检测强阳性者 /IGRA 阳性者须进行胸部 X 光片检查。对需要鉴别诊断者可进一步采用 CT 等检查。

15 岁及以上的接触者,须同时进行肺结核可疑症状筛查、TST 检测(有禁忌征者或有条件的地区可采用 IGRA)和胸部 X 光片检查。对需要鉴别诊断者可进一步采用 CT 等检查。

对肺结核可疑症状、TST 检测强阳性 /IGRA 阳性、胸部 X 光片异常者进行病原学检查;病原学阳性者需进一步开展菌种鉴定和药物敏感性试验。病原学阳性的标本、核酸及菌株应予保留,以备进行结果复核及开展菌株同源性检测。

(三)筛查工作实施

1. 学校应按疾病预防控制机构的要求提供学校内密切接触者名单一览表,以确定需筛查的人员。

2. 筛查前,学校需向学生及家长发放《结核病筛查告知书》(附件 15)。

3. 在疾病预防控制机构指导下,学校组织校内密切接触者到指定机构进行筛查,筛查时须有当地结核病定点医疗机构医护人员在场或筛查结果全部经当地结核病定点医疗机构确认,必要时可邀请上级结核病定点医疗机构专家共同讨论确定。家庭密切接触者由疾病预防控制机构组织筛查。筛查机构须进行完整、详细的记录,详见《学校肺结核患者接触者筛查一览表》(附件 16)。

4. 对未按要求接受筛查者,疾病预防控制机构应督促学校再次组织筛查;有特殊原因(如怀孕、过敏等)无法进行筛查的,须加强健康监测。

5. 已返回原籍地的密切接触者,可委托其原籍地疾病预防控制机构协助开展筛查。

三、筛查后处理

(一)活动性肺结核患者

应尽快开始规范的抗结核治疗和督导服药管理等,按照相关规定进行休复学 /休复课管理。

(二)疑似肺结核患者

应先行隔离,待确诊或排除肺结核后再按照相关要求进行后续处理。

(三)TST 检测强阳性 /IGRA 阳性者

应在知情同意的原则下进行预防性治疗(预防性治疗推荐方案和服药管理见第七章)。对于没有进行预防性治疗的 TST 检测强阳性 /IGRA 阳性者,应加强健康教育和健康监测，出现肺结核可疑症状及时到结核病定点医疗机构就医，并在首次筛查后3 月末、6 月末、12 月末各进行一次胸部 X 光片检查。

当筛查发现 3 例及以上肺结核病例时，强烈建议进行预防性治疗。

（四）TST 检测中度阳性和一般阳性者

应开展健康教育并加强健康监测，出现肺结核可疑症状及时到结核病定点医疗机构就医。

当出现 3 例及以上有流行病学关联病例的散发疫情时，建议对 TST 检测中度阳性和一般阳性者在 3 个月后再次进行胸部 X 光片检查。

（五）TST 检测阴性 /IGRA 阴性者

应开展健康教育并加强健康监测，出现肺结核可疑症状及时到结核病定点医疗机构就医。在发生学校结核病突发公共卫生事件时，应在 3 个月后再次进行 TST 检测或 IGRA 检测，对阳转者进行胸部 X 光片检查。

在出现 3 例及以上有流行病学关联病例的散发疫情时，建议在 3 个月后再次进行 TST 检测或 IGRA 检测。

四、密切接触者的再次筛查

密切接触者如需再次接受感染检测和胸片检查，原则上应与上次检查间隔 3 个月。

第七章　预防性治疗

实施有效的预防性治疗干预可显著降低结核病发病风险,减少结核病在校园内的传播,是预防结核病的主要措施之一。

一、对象

学生预防性治疗对象应满足以下条件:

(一)TST 检测强阳性、或 TST 检测硬结平均直径两年内净增值大于等于 10 毫米、或 IGRA 阳性;HIV/AIDS 患者 TST 硬结平均直径大于等于 5 毫米。

(二)无活动性结核病临床症状和体征。

(三)胸部影像学检查未见活动性结核样病变。

(四)无预防性治疗禁忌征。

教职员工可参照执行。

二、工作步骤

(一)宣传发动

实施预防性治疗工作前,疾病预防控制机构应在学校的配合和定点医疗机构的支持下,组织开展对预防性治疗对象的健康教育工作。通过宣传发动,提高学生及家长对药物治疗干预的重视程度,提高接受率和依从性,做到应服尽服。当校内出现 3 例及以上有流行病学关联病例的散发疫情时,强烈建议所有符合预防性治疗标准者均接受预防性治疗。

(二)落实知情同意

结核病定点医疗机构的医生落实服药前的知情同意(《预防性治疗知情同意书》

见附件 17）。18 岁及以上、且具有完全民事行为能力的师生，可自己签署知情同意书。小于 18 岁或无完全民事行为能力的学生，需由其法定监护人知情同意并签字。

对于多次动员仍拒绝接受预防性治疗的学生，需在知情同意书上手写"拒绝治疗"字样并在"拒绝预防性治疗者签字"处签字，医生应给出适当的医学建议，并要求其定期进行胸部 X 光片检查，出现肺结核可疑症状及时就医。

（三）预防性治疗前医学评价

预防性治疗的宣传发动工作结束后，医生要对接受预防性治疗的学生和教职员工进行逐一的医学评价。主要内容包括：

1. 排除活动性结核病。应无肺结核可疑症状，胸部影像学检查无疑似活动性结核样病变，体检或相关检查无肺外结核病相关表现。

2. 除外预防性治疗禁忌征。医务人员应仔细询问其既往疾病史、用药史、药物和食物过敏史、结核病患者接触史，掌握其传染源药敏检测情况；对其进行血常规、肝功能和肾功能检查，排除外用药禁忌。

有下列情况之一者不适宜开展抗结核预防性治疗：

（1）活动性病毒性肝炎。

（2）各种原因导致的肝、肾功能异常。

（3）对多种药物或食物过敏。

（4）癫痫患者、精神病患者或正在接受抗精神病药物治疗。

（5）血液系统疾病患者，或血小板小于 50×10^9/ 升，或白细胞小于 3.0×10^9/ 升。

（6）3~5 年内接受过预防性治疗。

（7）其他经医生判断不适宜接受预防性治疗的情况。

（四）预防性治疗方案

鉴于中国异烟肼耐药率较高，可用于学生预防性治疗的 4 种推荐方案的优先顺序见表 7.1。选择具体方案时还应考虑接受预防性治疗者的年龄、对不同药物的耐受性、疗程长短、服药依从性和督导便利性等因素。

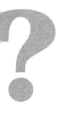
表 7.1 学生预防性治疗推荐方案

方案	药物	剂量				用法	疗程
		成人（mg/ 次）		儿童			
		< 50kg	≥ 50kg	mg/kg/ 次	最大剂量（mg/ 次）		
1. 异烟肼、利福平联合方案	异烟肼	300	300	10	300	每日 1 次	3 个月
	利福平	450	600	10	500		
2. 异烟肼、利福喷丁联合间歇方案	异烟肼	500	600	10~15	300	每周 2 次	3 个月
	利福喷丁	450	600	10（>5 岁）	450（>5 岁）		
3. 单用异烟肼方案	异烟肼	300	300	10	300	每日 1 次	6~9 个月
4. 单用利福平方案	利福平	450	600	10	450	每日 1 次	4 个月

若已明确传染源是利福平耐药患者，密切接触者的预防性治疗目前暂无标准化推荐方案，可由地（市）级及以上的耐药结核病临床专家组根据传染源的耐药谱进行综合评估、制定方案。

（五）治疗随访

1. 开展不良反应监测。治疗开始后，须做好消化系统、视力、皮肤、神经和精神系统症状的随访问诊工作；在启动治疗后的 2 周末、1 个月末及以后每月末进行血常规、肝肾功能检查，直至疗程结束，及时对服药的安全性做出评价。

常见药物不良反应包括转氨酶轻度或一过性升高、轻度胃肠反应（恶心、胃部不适等）、神经系统症状（头晕、头痛等），一般能耐受。当发生药物性肝损伤、肾损伤、皮疹等严重过敏反应时，应停止预防性治疗并进行对症处理。

2. 应做好结核病相关的医学监测，一旦发现身体任何部位发生活动性结核病，应转为抗结核治疗方案。

3. 疗程结束时需进行一次胸部 X 光片检查。如未见异常，则预防性治疗终止。如发现异常阴影，需进行临床排查；若诊断为肺结核，则立即开展抗结核治疗。

4. 做好服药管理工作，对不规则服药者视同未服药，应定期进行胸部 X 光片检查。

三、服药管理方式

（一）直接面视下督导服药

对托幼机构、中小学及有条件的大专院校,学生的预防性治疗应由校医、或班主任／辅导员、或指定人员进行直接面视下全程监督服药管理。按时填写《学校预防性治疗服药记录卡》(附件 18),并每周向属地县（区）级疾病预防控制机构报告治疗管理情况。县（区）级疾病预防控制机构在治疗期间每月开展一次随访,对服药情况进行现场核查。

（二）全程管理

对无条件实施直接面视下全程监督服药管理的大专院校,由接受预防性治疗的学生按照要求进行自我服药管理,填写《学校预防性治疗服药记录卡》(附件 18)。校医每周进行一次面对面的访视,核实是否规律服药,了解是否发生不良反应,并向属地县（区）级疾病预防控制机构报告治疗管理情况。县（区）级疾病预防控制机构在治疗期间每月开展一次随访,对服药情况进行现场核查。

在预防性治疗开始前,须由县（区）级疾病预防控制机构人员对学校校医和服药者本人进行面对面培训,培训重点内容包括:预防性治疗的常见不良反应、服药记录卡填写、随访复查要求等。

四、信息记录

县（区）级疾病预防控制机构应对所有预防性治疗者进行登记管理,并针对每个学校填写《学校抗结核预防性治疗登记册》(附件 19)。

定点医疗机构应当收集预防性治疗者相关记录,并整理成档案（参照普通结核患者病案内容及形式）,应包括服药前检查、知情同意书、随访检查、不良反应监测及处理、服药后医学评价等。

五、效果评价

县（区）级疾病预防控制机构应做好预防性治疗的评价工作。评价指标包括:

（一）服药率

计算公式:服药率 = 接受预防性治疗的人数 / 应接受预防性治疗的人数 ×100%

注:应接受预防性治疗人数指的是排除了结核病诊断、TST 检测强阳性 /IGRA 阳性、且无预防性治疗禁忌征的师生人数。对不接受预防性治疗且未进行治疗前医学

评价的师生,视为应接受预防性治疗者。

（二）规则服药率

计算公式:规则服药率 = 规则服药人数 / 接受预防性治疗人数 ×100%

注:规则服药指的是实际服药次数达到全疗程应服药次数的 90% 及以上,该数据来自《学校预防性治疗服药记录卡》(附件 18) 中的服药率。

第八章　感染控制

学校是人群聚集场所，在日常防控工作和发生结核病疫情后实施感染控制措施，是预防校园内发生结核病、防止结核病传播和疫情蔓延的重要手段。

一、通风换气

通风换气是保证学校环境卫生、开展学校日常传染病防控的重要措施之一，尤其针对呼吸道传染病效果显著，适用于校内所有区域。

通风换气主要考虑以下几方面：

（一）通风量要求

我国《中小学校教室换气卫生要求》（GB/T17226~2017）规定：小学生必要换气量不宜低于 20 立方米 /（小时·人），初中生不宜低于 25 立方米 /（小时·人），高中生不宜低于 32 立方米 /（小时·人）。

（二）通风换气制度

应制定合理的教室、宿舍及其他场所的开窗通风制度，并指定专人负责。温暖季节宜实行全日开窗的方式通风换气。寒冷季节宜在课前和课间休息、学生离开教室时利用教室和走廊的门、窗或气窗换气。利用学生上课、晚自习时间，由管理员或学生自行打开宿舍门 / 窗通风换气。

每天早晨上课前，应先打开教室门窗通风，使空气流通。每节课后教室均应开窗通风，中午及大课间应保证教室通风 30 分钟以上。宿舍、图书馆、计算机房等其他教学生活用房应每天开窗通风不少于两次，每次 70 分钟以上。

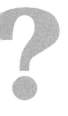

（三）建筑设计要求

新建和改建教室、图书馆等,建筑设计采用自然通风方式时,应设气窗、通风道等,气窗开口面积不得少于教室地面面积的 1/50~1/60,应设于窗户的上 1/3 处,便于开启。严寒、寒冷地区应设通风道,通风道不应少于 2 个,断面尺寸不应低于 130×260 毫米,室内开口于墙上方或顶棚下,应装有可开闭的活门。宿舍应保证通风良好,寒冷地区宿舍应设有换气窗。

二、隔离

隔离是将疑似肺结核患者或肺结核患者与其他人员分开,不处于同一个空间,这是防止病原体从患者传播给他人的重要措施,可避免结核病的进一步传播。

（一）休学 / 休课对象的隔离

符合休学 / 休课条件的师生患者应住院或居家隔离。住院期间的隔离参照医疗卫生机构有关规范执行。

居家患者在家内要相对隔离,应分室单独居住,房间内保持空气流通。要减少外出,尽量不要去公共场所,必须外出时应佩戴外科口罩,并注意咳嗽礼仪。痰等口鼻分泌物应放置于专门容器并进行消毒。具体消毒方法见《结核分枝杆菌的常用消毒方法》(见附件 20)。

（二）疑似患者的隔离

住院待明确诊断的疑似患者,其隔离按照医疗卫生机构有关规范执行。不需住院的疑似患者,在诊断结果未明确之前,应进行隔离:①如条件许可,建议居家隔离;②不适宜居家隔离的师生,在校内隔离时,学校应临时调整宿舍,为其提供单独住宿 (应位于宿舍区的下风向),疑似患者佩戴医用外科口罩,暂时停止与其他同学同教室一起上课,学校要确定专门人员负责管理,并做好个人防护。

所有疑似患者应尽快明确诊断,如最终诊断为肺结核且达到休学 / 休课标准者,应按照相关管理规定处置;如诊断为肺结核且未达到休学 / 休课标准、或排除肺结核诊断者应解除隔离。解除隔离应依据定点医疗机构的诊断证明进行。

（三）未休学 / 未休课对象的隔离

不需休学 / 休课或休学 / 休课后达到复学 / 复课标准、需在校内进行治疗的师生患者,原则上不需隔离。学校要加强对患者的健康教育,包括咳嗽礼仪、个人卫生及结核病防治相关知识。有条件的学校可以安排其单独上课和住宿，宿舍应通风良好，位置相对独立。

如果患者在校治疗期间出现病情加重（咳嗽、咳痰、咯血、发热等），要及时到结核病定点医疗机构就医，明确是否结核病情加重。对达到休学／休课标准的患者，结核病定点医疗机构应为其开具休学／休课诊断证明。

三、消毒

消毒是在学校发生结核病疫情、实施疫情处置时所采取的控制措施之一，主要针对传染性患者到过的教室、宿舍、图书馆、计算机房、餐厅等场所以及使用过的物品进行消毒。《结核分枝杆菌的常用消毒方法》见附件20。

（一）紫外线照射消毒

使用紫外线照射杀菌可进行空气消毒或物体表面消毒，适用于教室、图书馆、计算机房、宿舍、餐厅等场所消毒。

1. 空气消毒

最常用直接照射法，一般使用移动式紫外线灯进行照射。紫外线灯的照射强度必须大于70微瓦／平方厘米，平均照射能量大于等于1.5瓦／立方米，照射时间大于等于30分钟。

平均照射能量计算公式：平均照射能量（瓦／立方米）＝安装的紫外线灯功率总和（瓦）／室内容积（立方米）

2. 物品表面消毒

使物体表面受到紫外线的直接照射，照射时间应不少于30分钟，以达到足够的照射剂量。消毒纸张、织物等粗糙表面时，要适当延长照射时间，且两面均应受到照射。

3. 注意事项

（1）紫外线对皮肤和眼睛有一定伤害作用，室内有人时不宜使用紫外线灯直接照射消毒。

（2）需要定期对紫外线灯进行清洁与检测。一般每2周用75%酒精棉球擦拭一次；定期检测其照射强度是否达标。

（3)使用紫外线灯照射消毒室内空气时，房间内要保持清洁、干燥，减少尘埃和水雾；如果温度低于20摄氏度或高于40摄氏度，相对湿度大于60%，要适当延长照射时间。

（二）化学消毒法

化学消毒是将化学消毒剂通过喷雾器喷洒到室内空间或擦拭物品表面，达到消毒灭菌的目的。可进行空气消毒和物体表面消毒，适用于教室、宿舍、图书馆等公共场所。

1. 空气消毒

使用化学消毒剂进行空气消毒时，一般选择在传染源已经离开时进行。可使用过氧乙酸，采用熏蒸或超低容量喷雾的方法进行，门窗要关闭，室内不能有人活动。消毒结束后，打开门窗通风换气，不建议每日使用化学消毒剂进行空气消毒。

2. 痰液消毒

痰等口鼻分泌物可使用含氯消毒剂进行浸泡消毒。

3. 物体表面或地表消毒

可使用过氧乙酸、含氯或含溴消毒剂进行喷洒或湿式擦拭。

（三）光照消毒法

光照消毒法是利用日光的热、干燥和紫外线的作用来杀菌，常用于床垫、毛毯、书籍、衣服等宿舍物品的消毒。将物品放在阳光下直射，暴晒 6 小时，期间要定时翻动。

四、考场感染控制

正在休学的学生肺结核患者或正在隔离的学生疑似肺结核患者，经过辖区教育行政部门审批同意、参加当年的中高考时，需按以下要求实施考场结核感染控制措施。

（一）考点做好相关医疗应急救护方面准备，如条件许可，建议设置医疗点。

（二）单独设立考场，考场做好开窗通风，并安排与其他考生错开时间出入考场。

（三）对学生患者进行一次考前结核病知识健康教育，教育其不要随地吐痰，佩戴医用外科口罩。

（四）在疾病预防控制机构的指导下，中高考期间对患者所在考场每半天进行一次消毒，可采用紫外线灯或化学消毒剂进行空气和物表消毒，并处理好患者的口鼻分泌物。

（五）对监考老师开展一次结核病防控的健康教育，消除其心理恐慌，做好个人防护，监考期间需佩戴医用防护口罩。

第九章　学校结核病疫情处置流程

在发生学校结核病疫情时,各相关单位和机构应当在强化各项常规预防控制措施的同时,采取以病例管理和密切接触者筛查为主的防控措施,做好科学处置,减少结核病在校园内的传播蔓延。

一、定义

（一）学校结核病散发疫情

指学校内发现结核病病例,但尚未构成结核病突发公共卫生事件。

（二）学校结核病突发公共卫生事件

指一所学校在同一学期内发生 10 例及以上有流行病学关联的结核病病例,或出现结核病死亡病例,学校所在地的县（区）级卫生健康行政部门应当根据现场调查和公共卫生风险评估结果,判断是否构成突发公共卫生事件。县（区）级以上卫生健康行政部门也可根据防控工作实际,按照规定工作程序直接确定事件。

本定义中的"流行病学关联"指最终获得结核病诊断的病例间有确切的密切接触史（密切接触者定义详见第二篇第六章）,或有实验室证据显示其结核菌株具有同一基因型。"结核病死亡病例"指患者死于结核病或死亡原因与结核病直接相关。

二、病例核实与调查

（一）病例核实

县（区）级疾病预防控制机构发现辖区学校内出现肺结核病例时,应派专业技术人员对该病例进行核实。如该病例已离开当地,应通报病例所在地疾病预防控制机构协助开展调查。

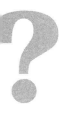
同一学校在同一学期内出现3例及以上肺结核病例时,县(区)级疾病预防控制机构应及时与诊断单位联系,进一步核实病例诊断情况,尤其注意其耐药情况的核实。

(二)病例个案调查

对所有的活动性肺结核病例开展详细的流行病学个案调查,调查内容包括病例的基本信息以及发病、就诊、诊断和治疗管理过程,发病后的活动情况和密切接触者线索,目前的治疗管理情况等。通过调查患者出现症状后的学习、生活经历,确定与其发生密切接触的人员范围及人员名单。填写《学校肺结核患者个案调查表》(附件12)和《肺结核患者个案调查一览表》(附件21)。

(三)现场流行病学调查

县(区)级疾病预防控制机构发现某学校出现3例及以上结核病病例后,应当在3个工作日内组织完成现场流行病学调查。

1.现场调查前的准备

(1)人员准备

县(区)级疾病预防控制机构应组建由流行病学、临床诊疗、影像学检查、实验室检测等专业人员组成的疫情防控应急处置小组,明确人员分工,必要时可以请求上级业务主管部门提供技术援助。同时,要求发生疫情的学校做好各项准备工作,配合现场调查和应对处置。

(2)材料准备

准备好现场调查处置所需的记录本、现场调查表(现场基本情况调查表、患者个案调查表和密切接触者筛查表等)、感染检测试剂和用品、采样器材、消杀药品和器械、宣传材料等。

(3)制定调查方案

根据前期了解的情况,制定现场调查方案,包括调查目的、调查对象、调查内容和方法,采集标本的种类、检测项目与方法,拟采取的控制措施及其效果评价方法,以及人、财、物方面的准备情况等。

2.现场调查前的卫生宣教

现场调查前,县(区)级疾病预防控制机构要与学校密切配合,共同做好师生的卫生宣传工作。

（1）目的

宣传结核病防治的核心信息，向学校师生提供结核病防治相关知识、疫情发生和控制的信息，使师生主动配合接受相关调查和检查，消除师生的恐慌心理，维持学校正常的教学和生活秩序。

（2）形式

结核病知识专题讲座、展板和发放卫生宣传材料等。

（3）内容

结核病的病原、传播途径、临床表现、检查方法、患者治疗管理、接触者筛查、预防措施以及国家结核病有关政策等信息。

3.现场流行病学调查

（1）现场基本情况调查

通过问询获得学校的基本情况，包括年级（班级）组成及人数，在校学生数、教职员工数、学生来源，教室和宿舍容量、分布，学校校医的配置、常规开展的结核病防控工作等；并通过现场走访，实地考察结核病患者所在班级、宿舍、食堂、图书馆、计算机房等公共场所的环境卫生情况。

（2）疫情发生情况调查

主动开展病例搜索，全面收集目标区域、特定人群以及相关医疗机构发现的所有结核病患者的信息，逐例核实已发现病例的诊断。按照病例发生的时间顺序，整理汇总结核病患者的详细个案信息，了解所有病例的发病、就诊、诊断和治疗处理过程，分析患者的时间分布、班级及宿舍分布、患者特征分布及相互间的流行病学关联，当地已采取的处理措施，下一步的工作安排等。

（3）传播链和传染源的初步调查

结合流行病学个案调查、密切接触者调查和筛查结果，详细分析所有病例在时间、空间分布上的联系，对引起本次疫情发生的可能传染源和传播链做出初步判断。

完成现场调查后，疾病预防控制机构填写《学校结核病散发疫情现场调查核实反馈表》（附件 22），并通报给学校。

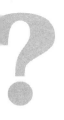
三、流行病学关联的判定

疾病预防控制机构在进行病例个案调查、现场流行病学调查、了解事件经过并进行了信息的汇总分析后,可通过以下两种方法确定患者之间的流行病学关联。

（一）调查信息分析

在进行患者个案调查和现场调查时,详细了解所有患者之间可能的接触情况。尤其是应详细调查指示病例出现症状后的学习和生活经历,收集其与其他病例在教室、宿舍,以及校园其他区域内可能接触的信息,绘制所有病例的发病时间轴、教室和班级分布图、宿舍分布图,分析病例在时间和空间上的联系。

如在发病时间上符合结核病的流行病学规律,在空间分布上存在着密切接触（密切接触定义详见第二篇第六章）的可能,未发现患者有其他可能的感染来源,则可从流行病学角度判断为具有关联。

（二）基因分型

对所有病例的标本进行培养,对阳性培养物进行菌种鉴定,如鉴定结果为结核分枝杆菌,应进行基因分型工作。可采用分枝杆菌散在重复单位~可变数目串联重复（MIRU~VNTR）方法,如条件允许可进行全基因组测序,以确定不同患者分离菌株之间的同源性,为流行病学关联的判定、传播链和传染源的识别提供实验室依据。

四、疫情报告

（一）报告的程序

1.县（区）级疾病预防控制机构发现学校内活动性肺结核患者时,应及时向患者所在学校反馈。

2.县（区）级疾病预防控制机构发现3例及以上有流行病学关联病例的散发疫情时,应向同级卫生健康行政部门、上级疾病预防控制机构和学校报告、反馈。在《散发疫情发生情况记录表》（见附件23）中逐起填写,在次年的1月31日之前完成系统录入。

3.县（区）级疾病预防控制机构通过疫情监测或筛查处置,经初步现场调查核实,发现某学校结核病疫情达到结核病突发公共卫生事件的标准,应在2小时内向事件发生所在地的同级卫生健康行政部门、上级疾病预防控制机构和学校进行报告及通报。

当地卫生健康行政部门会同教育行政部门及时组织开展调查与核实,并组织相关专家进行评估。如确认构成突发公共卫生事件,应当按照《国家突发公共卫生事件应急预案》等规定,确定事件级别。卫生健康行政部门应当在事件确认后2小时内向上级卫生健康行政部门和同级政府报告,并告知同级教育行政部门。

（二）报告的撰写

根据学校结核病突发公共卫生事件的发展过程以及调查处置的不同阶段,县（区）级疾病预防控制机构要分别撰写初始报告、进程报告和结案报告。

1. 初始报告

经初步现场调查核实,发现学校结核病疫情达到结核病突发公共卫生事件的标准后,按照《突发公共卫生事件初次报告框架》（附件24）的内容撰写书面初次报告。主要内容包括:学校基本情况、疫情概况、流行病学特征、已采取的处理措施、疫情发生原因初步分析、风险评估和下一步建议等。

2. 进程报告

在疫情处置过程中,原则上每2~3天按照《突发公共卫生事件进程报告框架》（附件25）的内容撰写一次进程报告,如有进展信息则当天报告。主要内容包括:上次报告后事件的发展过程、新增和累计病例情况、上次报告后处置工作进展情况、势态评估和研判、下一步处置计划等。

3. 结案报告

在确认事件应急处置工作终止后2周内,按照《突发公共卫生事件结案报告框架》（附件26）的内容撰写结案报告并上报。主要内容包括:事件发生学校的基本情况、事件接报和核实情况、事件发生经过、疾病的三间分布、现场调查和处置过程、已采取的措施和开展的防控工作、事件发生原因和后续工作建议等。

（三）网络报告

各级卫生健康行政部门负责对突发公共卫生事件相关信息报告工作进行监督和管理,在按程序确认发生学校结核病突发公共卫生事件后,县（区）级疾病预防控制机构应在2小时内通过突发公共卫生事件管理信息系统进行网络初次报告。在疫情处置过程中和确认结案后,应通过突发公共卫生事件管理信息系统进行进程报告和结案报告的网络报告。

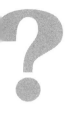

五、处置措施

发现学校活动性肺结核患者后,应立即实施病例管理和密切接触者筛查等常规疫情处置措施。在发生学校结核病突发公共卫生事件后,在开展常规疫情处置的基础上,还需启动应急响应。

（一）接触者筛查

发现肺结核病例后,县（区）级疾病预防控制机构应在学校协助下,根据学校提供的相关人员名单和患者流行病学个案调查所收集的非学校内密切接触者人员名单,将需进行筛查的所有接触者信息填写在《学校肺结核患者接触者筛查一览表》（附件16）中,组织接触者到指定的医疗卫生机构进行筛查。接触者筛查应在完成指示病例个案调查后的10个工作日内完成。寒暑假期间发现的患者,其接触者筛查也应立即启动,全部筛查工作应在开学后10个工作日内完成。

根据情况决定是否扩大筛查,筛查范围及方法详见第二篇第六章。

在知情同意的原则下开展TST检测强阳性/IGRA阳性者的预防性治疗及随访工作,详见第二篇第七章。

（二）患者治疗管理

结核病定点医疗机构为患者提供规范的抗结核治疗。对休学/休课在家的患者,居住地的县（区）级疾病预防控制机构应组织基层医疗卫生机构落实治疗期间的规范管理;对在校治疗的患者,学校所在地的县（区）级疾病预防控制机构应与学校共同组织落实治疗期间的规范管理,校医或班主任协助医疗卫生机构督促患者按时服药并定期复查。

疾病预防控制机构要指导学校做好疑似病例的隔离工作,定点医疗机构应采取各种方法进一步明确诊断。疑似病例明确诊断后,学校应及时登记,掌握后续治疗和转归情况,对不需休学的学生,应安排好其在校期间的生活及学习。

治疗和休复学/休复课管理等详见第二篇第五章。

（三）健康教育和心理疏导

学校应在专业机构的指导和协助下,在整个疫情处置过程中强化全校师生及学生家长的结核病防治知识健康教育和心理疏导工作,及时消除其恐慌心理,稳定情绪,做好人文关怀,做好患者和感染者的隐私保护,维持学校正常的教学和生活秩序。

（四）主动监测学生的健康状况

中小学校及托幼机构要加强每日晨检、因病缺勤病因追查及登记工作；高等院校要健全宿舍、班、院（系）、学生处和校医院等学生健康状况信息的收集和报送渠道，及时发现疑似肺结核患者或肺结核可疑症状者。尤其对发生疫情的班级、年级、宿舍楼层以及感染率高的班级、宿舍应加强主动监测，保证可及时发现出现肺结核可疑症状的学生并有效转诊。

（五）环境卫生和消毒

学校要加强环境卫生管理，并在疾病预防控制机构的指导下做好相关场所的消毒工作。对肺结核患者和疑似肺结核患者的痰液进行严格消毒，对患者学习、居住、生活的环境进行消毒，同时加强教室、宿舍、图书馆和计算机房等人群密集场所的开窗通风换气，保持空气流通。详见第二篇第八章。

（六）学校结核病突发公共卫生事件应急响应

学校发生结核病突发公共卫生事件后，应在当地政府的领导下，严格按照《突发公共卫生事件应急条例》及相关预案的要求，及时启动突发事件应急响应，按照边调查、边控制、边完善的原则，积极开展应急处置工作，落实各项应急响应措施，最大限度地减轻疫情的危害和影响。

1.组织架构和职责

当地政府要成立突发公共卫生事件应急指挥领导小组，负责组织、指挥和协调。政府分管领导为组长，成员包括卫生健康、教育、宣传、食药监、财政等部门相关领导，领导小组办公室设在卫生健康委；同时要成立疫情防控、医疗救治、维稳宣传、后勤保障等相关技术组。疫情防控组主要由疾病预防控制机构、卫生监督机构等专业人员组成，负责疫情调查和处置、监督防控措施的落实；医疗救治组主要由医疗机构专业人员组成，负责结核病患者或疑似患者的诊断和治疗、休复学建议、感染者的预防性治疗工作；维稳宣传组由宣传、教育、卫生健康等部门人员组成，负责学校师生健康教育、安抚和人文关怀、媒体沟通和舆论的正确引导；后勤保障组由卫生健康、教育、财政部门人员组成，负责应急药品、试剂和物资的供应，以及防控、医疗救治的经费保障。

2.风险评估

风险评估是通过风险识别、风险分析和风险评价，对突发公共卫生事件和其他突

发事件的公共卫生风险进行评估、并提出风险管理建议的过程。在结核病防治日常工作及结核病突发公共卫生事件应急处置时,常需要实施专题风险评估。结核病突发公共卫生事件专题风险评估是对疫情进一步传播的可能性、疫情的严重性和可控性、处置措施的有效性和安全性、工作制度和经费保障等进行综合评价,找出短板并不断完善的过程。由疾病预防控制机构、定点医疗机构和学校及相关部门共同参与。具体参阅《突发事件公共卫生风险评估技术方案(试行)》。

(1)风险识别

在风险评估前需要重点整理和描述与事件有关的关键信息,包括:1)学校的硬件条件、通风管理和健康管理状况等基本信息;2)疫情的三间分布特征、严重程度、发生发展和潜在后果;3)疫情处置措施的安全性和有效性;4)疫情处置的相关风险要素评价等。

(2)风险分析

1)分析疫情进一步传播的可能性。传播的可能性需要根据目前疫情情况、患者和疑似患者的数量和波及范围、接触者感染水平及各项防控措施的落实情况等综合分析和判断是否存在学校内进一步传播的可能。

2)分析疫情的严重性。结核病突发公共卫生事件的严重性需要从病例数量及病原学阳性病例数、危重病例数、耐药性结核病例数、病例涉及范围、接触者感染水平、所造成的经济损失、对社会稳定和政府公信力的影响、对公众的心理压力等方面进行分析。

3)分析疫情处置措施的有效性。有效性评价主要是找出疫情处置措施的不足和遗漏,提高疫情处置的效率。需要从接触者筛查范围确定合理性、筛查手段规范性、患者的治疗和休复学/休复课管理执行情况、预防性治疗覆盖情况等方面进行分析。

4)进行脆弱性分析。结核病突发公共卫生事件的脆弱性需要从卫生应急体系建设、疫情处置能力、联防联控机制、保障措施以及公众心理承受能力等几个方面进行分析。其中尤其需要注意,舆情监控及疫情发布管理是疫情处置过程中需要重点关注的环节,非正常渠道散布不实疫情信息造成的舆情危机会影响疫情处置进程;面临中考和高考的学生中发生结核病疫情,各种诉求、矛盾和焦点集中,处置风险和难度加大,需要谨慎处理;另外,在疫情处置中用于患者诊疗、筛查和预防性治疗等的经费是否充足也会对脆弱性产生影响。

（3）风险评价

在评估学校结核病突发事件公共卫生风险时,由于没有明确的风险准则,可根据对疫情进一步传播的可能性、严重性、处置措施的有效性和脆弱性等分析的结果,对事件的可控性和潜在扩散风险等进行综合研判。

（4）风险管理建议

分析存在的问题和薄弱环节,确定风险控制策略,依据有效性、可行性和经济性等原则,从降低风险发生的可能性和减轻风险危害等方面,提出预警、风险沟通及控制措施的建议。相关部门和机构要明确风险管理的职责和分工并加强配合,确保处置策略的完整性、科学性和有效性,高度重视健康教育和心理疏导工作,统一疫情发布渠道,为疫情处置创造有利条件。对于存在一定风险的处置措施应加强沟通,取得共识,必要时采用重点优先、逐步推进的原则,确保取得实效。

（5）风险评估报告

各级疾病预防控制机构应成立结核病突发公共卫生事件风险评估专家组,开展风险评估后形成风险评估报告。风险评估报告内容主要包括评估事件及其背景、目的、方法、结论、风险管理建议等几个部分。风险评估报告应上报属地卫生健康行政部门及上级疾病预防控制机构。

3. 公众风险沟通

学校发生突发公共卫生事件后,应主动与公众进行风险沟通,回应社会和媒体关切,同时应注意网络舆情,收集舆论反应。通过媒体与公众进行风险沟通的方式主要有六种:接受采访、媒体沟通会、新闻发布会、官方网站、官方微信微博客户端、在线访谈以及主题宣传活动。

（1）接受采访

发生学校结核病突发公共卫生事件后,各种媒体都会迅速做出反应,对事件原因、涉及范围、相关责任机构等信息需求急剧增长。此时一定要注意及时建立媒体采访接待和审批制度,指定对外的发言人,如涉及学校、教育和卫生健康行政部门、疾病预防控制机构等多个发言人时,一定做好沟通,保持口径的一致性。采访申请应归口管理,统一出口。根据实际情况,可以围绕媒体关注的问题约请多家媒体联合采访。

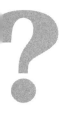

（2）组织媒体沟通会

发生学校结核病突发公共卫生事件后，当地政府部门应适时通报疫情处置进展，满足媒体和公众的信息需求。疾病预防控制机构应结合自己的职能职责，根据需要举办媒体沟通会，向媒体记者介绍突发事件涉及的专业信息，如结核病诊断标准、相关管理规定、患者的治疗及转归等。

（3）举办新闻发布会

新闻发布会是政府发布信息、解读政策的重要渠道。对涉及特别重大、重大的学校结核病突发公共卫生事件，要快速反应、及时发声。在突发事件的处置过程中，除接受媒体采访之外，针对突发事件的处理进展，要主动发布信息，及时通报事件处理情况及进展。

（4）利用官方网站、微博和微信等信息平台发布信息

政府和疾病预防控制机构的官方网站是发布权威工作信息的重要平台，也为媒体和公众主动搜集、获取健康知识提供了极大便利。一方面可以发布权威信息，另一方面也可以利用官方微信、微博等渠道对发布的信息进行补充，例如结核病的传播途径、症状等基本知识。

（5）在线访谈

随着互联网的普及，公众越来越多地通过网络获取疫情信息。相关机构可适时举办在线访谈，充分调动系统内优质资源，与网民开展在线交流。

（6）举办主题宣传活动

发生学校结核病突发公共卫生事件后，相关机构可以考虑邀请媒体记者，主动设置议程，针对学校结核病科普知识开展各种主题宣传活动，以扩大健康传播的效果。

4. 响应终止

通过规范实施综合防控措施，学校结核病突发公共卫生事件得到有效控制，在最后1例患者被发现后连续3个月，所在学校未再出现跟本次事件存在流行病学关联的结核病病例。应急处置技术组经过综合判定并报同级卫生健康行政部门和上级疾病预防控制机构评估批准，可决定本次事件应急处置工作终止。

在确认事件终止后2周内，县（区）级疾病预防控制机构形成结案报告，报同级卫生健康行政部门和上级疾病预防控制机构，并在突发公共卫生事件管理信息系统

中提交结案报告。

5.事件评估

卫生健康和教育行政部门应及时了解医疗卫生机构和学校各项应急响应措施的落实情况,对应急处置情况组织开展综合评估,可基于以下信息,对事件的危害程度、发展趋势、所采取的措施及效果等进行评估。

（1）指示病例发现的及时性

主要根据指示病例出现肺结核可疑症状到诊断为肺结核之间的时间间隔来评价,包括出现症状到首次就诊的时间间隔、首次就诊到诊断为结核病的时间间隔、医疗机构传染病报告及时性、是否存在迟报和漏报等。

（2）处置过程的及时性

主要根据指示病例报告到启动现场调查处置之间的时间间隔来评价,包括是否第一时间进行调查核实、是否及时开展和完成接触者筛查等。

（3）处置手段的适宜性

主要根据处置措施的规范性来评价,包括是否开展了流行病学调查、接触者筛查是否遵循了"密切接触→一般接触→偶尔接触"的顺序、接受筛查率、是否按 15 岁以下和 15 岁及以上不同人群的要求进行 TST/IGRA 检测和胸部 X 光片检查、预防性治疗的接受率和完成率、休复学／休复课管理的执行率等。

（4）处置的结果评价

主要根据处置后的后续病例出现情况和是否有影响社会稳定的事件发生来评价,包括现场应急处置结束后是否仍有病例发生以及病例数量、是否发生师生和家长相关的不稳定事件、学校的教学和生活秩序是否受到不良影响、是否发生舆情事件等。

（5）后续风险的可能性

主要根据相关处置手段和防控措施的落实情况、接触者感染及干预情况来研判发生后续病例和舆情风险的可能性。

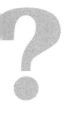

第十章　督导与考核

　　督导与考核是保证学校结核病防控措施落实到位、不断提高学校结核病防治工作质量的重要措施。

一、督导

　　各级卫生健康和教育行政部门应联合组织对辖区内学校结核病防控工作进行定期监督检查,对辖区内的学校、定点医疗机构、非定点医疗机构、疾病预防控制机构落实学校结核病防控措施的情况进行督导。

　　（一）督导机构

　　国家级每年至少进行一次督导,每次抽查被督导省所辖1个地（市）及该地（市）所辖2个县（区）,选择初中、高中、大（专）院校（至少包括1所农村寄宿制中学）各1所,疾病预防控制机构、定点医疗机构和非定点医疗机构各1个进行现场督导。

　　省级每年至少进行一次督导,每次抽查被督导地（市）所辖的2个县（区）,选择辖区内的初中、高中、大（专）院校［至少包括1所农村寄宿制中学,对无大专院校的县（区）可改为督导其他学校1所］各1所,疾病预防控制机构、定点医疗机构和非定点医疗机构各1个进行现场督导。

　　地（市）级每年至少进行一次督导,每次抽查被督导县（区）初中、高中、大（专）院校［至少包括1所农村寄宿制中学,对无大专院校的县（区）可改为督导其他学校1所］各1所,疾病预防控制机构、定点医疗机构和非定点医疗机构各1个进行现场督导。

　　县（区）级每年至少进行一次督导,抽查初中、高中、大（专）院校［至少包括1

所农村寄宿制中学,对无大专院校的县（区）可改为督导其他学校 1 所］各 1 所,定点医疗机构和非定点医疗机构各 1 个进行现场督导。

（二）督导程序

1.督导前准备

确定督导目的和内容,并制定《各机构现场督导信息记录表》（参见附件 27 ）。督导内容应包括当地学校结核病防控规范／文件下发、部门间联防联控工作开展情况;学校传染病防控制度建立和疫情报告、日常防控措施及其落实情况;疾病预防控制机构主动监测、病例报告和病例追踪、疫情处置、为学校提供技术支持情况;定点医疗机构对学生患者的诊断治疗情况;医疗机构传染病报告卡记录和上报、学生疑似患者转诊情况等。

召开督导前准备会,使督导组成员统一思想,按照统一的督导方法、标准和规范有效地开展督导工作。

2.现场督导

主要通过听取工作汇报、查阅相关文件和日常工作记录进行,必要时可采取召开座谈会和访谈等形式,了解被督导单位工作开展情况和专业技术人员对相关知识和技能的掌握情况和熟练程度。

3.督导反馈

督导反馈包括现场口头反馈和书面报告反馈两种形式,根据需要采用不同形式对督导地区进行反馈。

二、考核

各级卫生健康和教育行政部门共同负责组织学校结核病防控相关考核工作,由疾病预防控制机构严格按照考核方案对相关机构进行考核。

（一）考核方法

卫生健康行政部门牵头组织制定考核方案,采用各机构自评和现场抽查相结合的方法进行考核。

疾病预防控制机构通过现场查阅相关文件、纸质报表、工作记录,查看结核病监测系统,开展现场专题调查等方式,收集并核查数据。

（二）考核对象和内容

包括卫生健康行政部门和教育行政部门、疾病预防控制机构、定点医疗机构、非定点医疗机构和学校等。

1.卫生健康行政部门和教育行政部门

根据行政部门在学校结核病防控工作中的职责，主要考核内容包括是否将学校结核病防控工作纳入各机构的目标责任制考核、日常防控计划的制定和落实、督导检查工作开展情况、学校结核病疫情处置方案的制定和落实以及相关经费保障等。

2.疾病预防控制机构

主要考核学校肺结核单病例预警信号响应、结核病主动监测信息汇总分析、病例报告和病例追踪、疫情调查和处置工作及时性和规范性、为学校结核病防控工作开展技术支持和业务指导等。

3.定点医疗机构

主要考核学校肺结核患者治疗管理、休复学／休复课诊断证明开具、预防性治疗工作开展、医务人员技术培训开展情况等。

4.非定点医疗机构

主要考核学校肺结核／疑似肺结核患者报告的及时性和规范性、肺结核／疑似肺结核患者的转诊情况等。

5.学校

主要考核传染病防控制度和体系建立、环境卫生管理、新生和教职员工体检、健康教育、因病缺勤与病因追查及登记制度和晨检制度等卫生管理制度落实、在校治疗学生患者和预防性治疗人员的管理、与疾病预防控制机构的配合情况等。

附　件

附件 1　新生入学体检告知书

新生入学体检告知书（参考）

**学校入学新生及家长：

您好！欢迎进入我校学习，为保证所有在校学习和生活的同学们健康成长，杜绝结核病等传染病的校内传播，按照教育部和国家卫生健康委联合发布的《中小学生健康体检管理办法》及《学校结核病防控工作规范（2017 版）》等文件要求，我校需对所有入学新生进行健康体检，建立健康档案，掌握学生的健康状况，以便对患病学生做到早发现、早治疗、早干预。体检结果将以报告单形式向学生（家长）反馈，并就体检结果提出健康指导意见。

本次体检项目有：问诊（包括肺结核患者接触史和可疑症状的询问）；内科、外科、口腔、眼科、形态指标检查和生理功能指标检查；结核菌素皮肤试验和肝功能检测；影像学检查等项目。（注：这部分内容可根据不同类型学校的新生入学体检项目进行增减）

结核菌素皮肤试验需在左前臂屈侧做皮内注射，皮试后在原地休息 15~30 分钟，无不适可离开。注射部位应避免手抓和接触污物，以免感染；不能涂抹任何药物和花露水、风油精、肥皂等，以免影响结果判断。结核菌素皮肤试验注射后一般无不良反应，曾患过结核病或过敏体质者局部可能出现水泡、浸润或溃疡，也可能出现不同程度发热，一般能自行消退或自愈，偶有严重者应及时到结核病定点医院就诊。注射后 72 小时（48~96 小时）需由体检医护人员进行结果判定。

如有急性传染病（如麻疹、百日咳、流行性感冒、肺炎等）、急性眼结膜炎、急性中耳炎、全身性皮肤病及过敏体质，以及医生判定暂不适合进行结核菌素皮肤试验的其他情况者，不宜进行结核菌素试验，请提前告知校方，可用 γ~ 干扰素释放试验替代。

做肝功能检查者需空腹（有其他需提示事项自行添加）。

本人及家长已阅读以上信息，对内容完全知晓和充分理解。

学生本人签名：　　　　　　时间：　　年　月　日

学生家长签名：　　　　　　时间：　　年　月　日

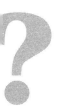

学校结核病防治知识

100 问

附件 2　学校结核病健康体检一览表

　　_____区县_____学校____年级____班级结核病健康体检一览表（参考）

◎新生筛查

（□托幼机构、□小学、□非寄宿制初中、□寄宿制初中、□高中／中专、□普通高等学校）□中高考体检

◎教职员工体检

□其他学生体检（请注明：　　　　　）

筛查方式：

根据学校类型和入学新生的年级，在下列 5 项中选择 1 项，在编号上打钩。

（1）询问肺结核密切接触史和肺结核可疑症状，有肺结核密切接触史和肺结核可疑症状者开展 TST／IGRA 检测，TST 检测强阳性／IGRA 阳性者进行胸部 X 光片检查。

（2）询问肺结核可疑症状和开展 TST/IGRA 检测，有肺结核可疑症状者或 TST 检测强阳性／IGRA 阳性者进行胸部 X 光片检查。

（3）询问肺结核可疑症状和开展胸部 X 光片检查。

（4）询问肺结核可疑症状、开展 TST/IGRA 检测和胸部 X 光片检查。

（5）其他（请详述）：

应筛查人数：　　　　　实际筛查人数：　　　　　填表人：　　　　　填表日期：

序列号	姓名	性别	年龄（岁）	筛查日期	既往有无肺结核患者的密切接触史	肺结核可疑症状				TST 检查结果		胸部 X 光片结果	备注
						咳嗽咳痰		咯血或血痰	其他	横径 * 纵径（mm）	双圈、水疱、坏死或淋巴管炎		
						≥2 周	<2 周						
1													
2													

填写说明：

1. 该表由体检机构填写。

2. IGRA 的结果填入备注。

3. 胸部 X 光片结果填写编号：1~ 未见异常，2~ 疑似活动性结核，3~ 非活动性结核或其他异。

4~ 未查。

附件3　学校结核病健康体检汇总表

年市区县学校结核病健康体检汇总表（参考）

◎新生筛查

（□托幼机构、□小学、□非寄宿制初中、□寄宿制初中、□高中 / 中专、□普通高等学校）□中高考体检

◎教职员工体检

□其他学生体检（请注明：）

填表人：填表时间：

班级名称	应筛查人数	实际筛查人数	与肺结核患者密切接触的人数	有肺结核可疑症状者数	胸片		TST			肺结核 / 疑似肺结核患者数	备注
					检查人数	胸片异常人数	检测人数	TST阳性人数	TST检测强阳性人数		
合计											

填写说明：

1. 该表由体检机构或学校卫生防病机构 / 人员根据附件2汇总填写。

2. IGRA 检测人数和阳性人数填入备注。

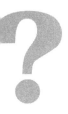

学校结核病防治知识

100问

附件4 县（区）级学校结核病健康体检汇总表

年市县（区）学校结核病健康体检汇总表（参考）

填表人：　　　　　　填表时间：

学校名称	应筛查人数	实际筛查人数	与肺结核患者密切接触的人数	有肺结核可疑症状者数	胸片		TST			肺结核/疑似肺结核患者数	备注
					检查人数	胸片异常人数	检测人数	TST阳性人数	TST检测强阳性人数		
合计											

填写说明：

1. 该表由教育行政部门根据附件3汇总填写。

2. IGRA检测人数和阳性人数填入备注。

附件 5　学校结核病防控健康教育相关知识

一、结核病防治核心信息

1.肺结核是长期严重危害人民群众身体健康的慢性传染病。

2.肺结核主要通过呼吸道传播，人人都有可能被感染。

3.咳嗽、咳痰 2 周以上，应当怀疑得了肺结核，要及时就诊。

4.不随地吐痰，咳嗽、打喷嚏时掩口鼻，戴口罩可以减少肺结核的传播。

5.出现肺结核可疑症状或被诊断为肺结核后，应当主动向学校报告，不隐瞒病情、不带病上课。

6.在医院就诊时，应将自己的真实信息如实告诉医生。

7.肺结核患者经过规范全程治疗，绝大多数患者可以治愈，还可避免传染他人。

8.养成勤开窗通风的习惯。

9.保证充足的睡眠，合理膳食，加强体育锻炼，提高抵御疾病的能力。

二、学校结核病防控健康教育知识

1.结核病是如何传染的？

结核病是由结核分枝杆菌感染引起的慢性呼吸道传染病。除毛发和牙齿外，人体其他器官系统都可能受到感染而发病，但主要侵犯肺脏，称为肺结核，肺结核占各种类型结核病的 80% 以上，是结核病的主要类型。

传染性肺结核患者咳嗽、打喷嚏、唱歌、大声说话时，含有结核分枝杆菌的飞沫可经其鼻腔和口腔喷出体外，在空气中形成气雾（或称为飞沫），较大的飞沫很快落在地面，而较小的飞沫很快蒸发成为飞沫核，可长时间悬浮在空气中。含菌的飞沫核被吸入肺泡，就可能引起感染。

2.结核病的传染源来自哪里？

结核病的传染源是排菌的肺结核患者。研究表明，1 例传染性肺结核患者如果不及时治疗，平均一年将传染 10~15 个健康人，在人群密集、拥挤、通风不畅等环境下，将使更多的人受到感染。

3.肺结核的主要症状有哪些？

肺结核的主要症状有咳嗽、咳痰，咯血或血痰，有的人会有低烧、盗汗、胸痛、食欲

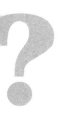

差、疲乏和消瘦等。有咳嗽、咳痰2周及以上，咯血或血痰等症状的人，通常叫肺结核可疑症状者。出现肺结核可疑症状时，要想到自己有可能患了结核病，应及时、主动到当地结核病定点医疗机构进行检查。

4. 诊断肺结核需要进行哪些检查？

检查的方法主要有结核分枝杆菌检查和胸部影像学检查。实验室结核分枝杆菌检查包括针对痰液等标本，进行涂片、培养和快速分子生物学检查，准确性较高。应按照医生的要求，留取合格的痰标本或其他标本。

5. 学生确诊肺结核后应怎么办？

确诊肺结核后，应在结核病定点医疗机构接受规范治疗，同时应尽快告知班主任或校医务室/医院，以便帮助其他同学尽快接受筛查。不应向学校隐瞒病情带病上课，或不向医疗机构如实说明学生身份和学校信息。如因违反《中华人民共和国传染病防治法》规定，导致肺结核病传播、流行，给他人人身、财产造成损害的，需依法承担责任。

6. 新发肺结核患者应如何治疗？

新发肺结核患者的治疗采用标准治疗方案，疗程为6个月，分为强化期和继续期。强化期为2个月，采用异烟肼、利福平、吡嗪酰胺和乙胺丁醇四药联合用药，继续期为4个月，采用异烟肼和利福平联合用药。但如被诊断为耐药患者，需按照相应的耐药方案进行治疗。

7. 肺结核患者在治疗期间应注意什么？

一旦被诊断为肺结核患者，要尽早开展正规的抗结核治疗，遵从医嘱，按时服药，定期复查，树立信心；注意休息和加强营养；注意个人卫生，不要随地吐痰，咳嗽、打喷嚏时用纸巾掩住口鼻；尽量减少外出，必须外出时需佩戴口罩。

8. 如何预防和控制结核病？

要预防结核病，首先要控制传染源，及时发现和治愈传染性肺结核患者，并将其与其他人群分开；其次是阻断传播途径，对痰液等进行消毒处理等；第三是保护易感人群，为新生儿接种卡介苗，与传染性患者接触时佩戴医用防护口罩等。另外，要养成良好的卫生、生活等习惯，如经常开窗通风、不随地吐痰、保持环境卫生和锻炼身体等。

9. 肺结核患者能治好吗?

新发现的肺结核患者坚持规律用药并完成规定的疗程后，95% 以上的患者可被治愈。如果不按时服药、不完成疗程,易造成结核菌耐药。一旦发生耐药,疗程会延长且容易导致治疗失败。

10. 肺结核治好后还会传染别人吗?

肺结核患者经过规范治疗,通常情况下传染性会很快下降,接受治疗数周后,痰内结核菌将明显减少,多无传染性。肺结核患者按照规定的治疗方案完成全疗程,达到治愈标准后,痰中查不到结核菌,就不再有传染性。

11. 为什么肺结核患者不能随地吐痰?

肺结核患者痰液中含有大量的结核菌。如果随地吐痰,痰中的结核菌被排出体外,被尘埃包裹形成含有结核菌的尘埃颗粒,被其他人吸入后,可导致肺部结核菌感染。一旦人体抵抗力下降,即可在肺部发生结核病。

12. 学校在结核病防控中要做哪些事情?

学校要进行新生入学体检和教职员工常规体检,体检中必须包含结核病检查;强化对学生的结核病防治健康教育;加强日常晨检、因病缺勤病因追查及登记、结核病患者休复学／休复课管理等工作;努力改善教学和生活环境;在学校出现肺结核患者后,积极配合疾病预防控制机构开展相关处置工作等。

13. 学校发现肺结核患者应该怎么办?

学生如果发现校内同学患有结核病,应向班主任／校医务室报告,并配合学校接受筛查和调查。

学校发现肺结核患者后,要及时告知疾病预防控制机构并进行疫情报告;配合疾病预防控制机构组织开展密切接触者筛查,要关注与病例同班级、同宿舍学生及授课教师的健康状况;规范开展休复学学生和休复课教职员工的管理,在疾病预防控制机构的指导下,做好在校治疗学生的服药管理和预防性治疗学生的服药管理。

14. 如何开展肺结核患者密切接触者筛查?

肺结核患者的密切接触者是指与肺结核患者直接接触的人员,主要包括同班师生、同宿舍同学,以及与患者密切接触的其他人员。如果在密切接触者筛查中新发现了 1 例及以上的肺结核患者,需将接触者筛查范围扩大。同时要对与病例密切接触的

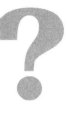
家庭成员进行筛查。

15. 如何做好肺结核学生患者的休复学管理?

结核病定点医疗机构的医生,对符合休学条件的学生患者,应当开具休学诊断证明。学校根据休学诊断证明,对患肺结核的学生采取休学管理。患者经过规范治疗,经检查达到复学标准后,医生可开具复学诊断证明,建议复学,并注明后续治疗管理措施和要求。学校凭复学诊断证明为学生办理复学手续、并督促学生落实后续治疗管理措施。

16. 学校处理肺结核疫情常用的消毒方法有哪些?

一是紫外线照射消毒。对通风不良的教室和宿舍可采取紫外线消毒。采用太阳光照射也是杀灭结核菌有效的方法。将患者的被褥、衣物、书籍等用品放在太阳下暴晒3~4小时,也可达到消毒的效果。

二是化学消毒。采用过氧乙酸熏蒸或喷雾消毒,持续120分钟,可有效杀灭结核菌。

17. 如何做好学校结核病突发公共卫生事件的应急处置?

应在当地政府的领导下,严格按照相关要求和预案,积极开展应急处置工作。主要包括:事件的核实与上报、现场流行病学调查和密切接触者筛查、健康教育与心理疏导、校园环境卫生保障和事件评估等。

附件 6　学生晨检记录表

学生晨检记录表（参考）

学校：_____年级：_____班级：_____晨检日期：_____登记人：_____

班级人数：_____当日到校人数：_____

晨检时发现的传染病早期症状和疑似传染病的人数：_____

传染病早期症状和疑似传染病的学生详细情况

姓名	性别	年龄	主要症状								是否就诊	就诊日期	返校日期	诊断结果	备注
			发热	皮疹	腹泻	呕吐	黄疸	咳嗽咳痰	喘息	其他					

填表说明：

1. "登记人"由各班监测员担任,如实登记后通过班主任交给年级主任或其指定人员。

2. 晨检中发现异常情况于当日 9 点前报学校教导处 / 医务室,特殊情况应于第一时间报告学校分管领导和校长。

3. 需收集有症状学生的就诊信息并填入表内。

4. 咳嗽咳痰达 2 周及以上、或出现咯血 / 痰中带血者,应视为具有肺结核可疑症状,并在备注中注明。

5. 此表每天一页,每周由年级主任或指定人员汇总后,报教导处 / 医务室注意保存以待被查。

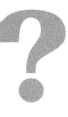

附件 7 肺结核可疑症状者 / 疑似肺结核患者推介 / 转诊单

肺结核可疑症状者 / 疑似肺结核患者推介 / 转诊单（参考）

~~~~~~ 存根

姓名_____性别_____年龄（周岁）_____

学校 / 校区：_____院系：_____

年级：_____班级：_____

现住址：_____（区）_____乡（路）_____村（居委会）_____组（或门牌号）

联系电话：_____

因：(1) 有肺结核可疑症状（2）疑似肺结核患者，于_____年____月____日转入_____单位（当地结核病定点医疗机构）进行专业诊断和治疗。

转诊医生（签字）：_____

_____年___月___日

~~~~~~

推介 / 转诊单

_____（当地结核病定点医疗机构名称）：

现有我校_____性别____年龄____，因（1）有肺结核可疑症状（2）疑似肺结核患者，需转入贵单位，请予以接诊。

_____单位（当地结核病定点医疗机构）地址：_____

转诊医生（签字）：_____

联系电话：_____

_____（学校名称）

_____年___月___日

填写说明：

1. 本表供学校转出肺结核可疑症状者 / 疑似肺结核患者时使用，由学校医务室（保健室 / 卫生室）转诊医生填写并签字。

2. 本表需填写完整准确，存根由学校医务室（保健室 / 卫生室）留存备查，转诊单由被转诊人交结核病定点医疗机构。

附件 8　学生因病缺勤病因追查登记表

学生因病缺勤病因追查登记表（参考）

学校：_____年级：_____班级：_____登记人：_____

姓名	性别	年龄	缺勤日期	主要症状	是否就诊	就诊日期	就诊医疗机构	返校日期	诊断结果	备注

填表说明：

1. "登记人"由各班班主任担任，如实登记后报年级主任。

2. 学生因病缺勤情况于当日 9 点前报学校教导处 / 医务室，特殊情况应及时于第一时间报告学校分管领导和校长。

3. 此表每周由年级主任汇总后，报教导处 / 医务室注意保存备查。

附件9 学生年龄段／教师肺结核患者信息核查表

序号	姓名	性别	年龄	住址	单位	报告人群分类	报告日期	核实人	核实方式	核实日期	核实后人群分类	核实后单位名称	核实后单位所在地	备注

填表说明：

1. 序号：为流水号，每年从"1"开始。

2. 住址：填写在传染病网络报告信息系统中记录的该患者的现住址，需填写完整。

3. 单位：填写在传染病网络报告信息系统中记录的该患者的单位全称。

4. 报告人群分类：填写在传染病网络报告信息系统中记录的该患者的人群职业分类。

5. 报告日期：填写在传染病网络报告信息系统中对该患者进行网络报告的日期，需填写月、日，如：4月1日填写为"4.1"。

6. 核实人：填写县（区）级疾病预防控制机构对该患者进行信息核实的人员全名。

7. 核实方式：以阿拉伯数字，填写以下方式的编号：1~入户核实，2~通过基层医疗卫生机构核实，3~与患者直接电话核实。对在外地的患者，如跨地区核实信息，均填写具体核实方式。

附件 10　学校结核病病例处置告知书

学校结核病病例处置告知书（参考）

告知书编号：

出现病例单位：　　　　　　　　　地址：

病例概况：

（包括患者详细信息）

处置意见：

1. 请立即核实病例概况。如发现信息有误，请及时与疾病预防控制中心联系（联系电话：）。

2. 对诊断为肺结核的学生 / 教职员工，按照规范要求落实休复学 / 休复课管理。

3. 在接到本通知天内，根据疾病预防控制中心要求提供患病学生 / 教职员工的密切接触者名单，并协助疾病预防控制中心组织密切接触者筛查工作。筛查发现的新病例或感染者，按照规范要求接受抗结核治疗或预防性治疗。

4. 对患病学生 / 教职员工的寝宿舍、教室 / 办公室及其他相关公共场所进行消毒，经常开窗通风换气。

5. 加强晨检和因病缺勤病因追查及登记工作，密切关注与患病学生同班级、同宿舍学生的健康状况。一旦出现肺结核可疑症状者，应立即督促其就诊，并于 24 小时内向疾病预防控制中心报告。

6. 深入开展健康教育，宣传普及结核病防治知识，开展心理危机干预，消除师生及学生家长的恐慌心理，维护校园稳定。

根据《中华人民共和国传染病防治法》《突发公共卫生事件应急条例》及《学校结核病防控工作规范（2017 版）》等有关规定，你单位有责任与义务配合调查，并立即采取疫情控制措施，否则将对造成的严重后果承担相应的行政和法律责任。

疾病预防控制中心（盖章）

____年____月____日

本告知书一式两份，一份交学校，一份由疾病预防控制中心留存。

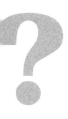

附件 11　跨区域学生肺结核患者告知单

跨区域学生肺结核患者告知单（参考）

_____省_____市_____县（区）疾病预防控制中心：

您好！

您辖区内_____学校_____学院_____年级_____班的学生_____，男／女，
年龄___岁，身份证号码_____，现住址_____，联系电话_____。
于____年_____月_____日在医院诊断为_____，病原学检查结果为_____。

特将以上信息告知贵单位，以便你们开展学校病例的密切接触者筛查等工作。

联系人：

联系电话：

　　　　　　　　　　　_____省_____市_____县（区）疾病预防控制中心

　　　　　　　　　　　　　　　　　_____年_____月_____日

附件 12　学校肺结核患者个案调查表

病例分类：　1.确诊病例　2.临床诊断病例

1. 一般情况

1.1 姓名：_____身份证号：_____

1.2 性别:（1）男（2）女

1.3 出生日期：_____年__月__日（年龄__岁）

1.4 职业:（1）学生（2）教师（3）托幼儿童（4）其他（_____）

1.5 现住址：_____

户籍地址：_____

1.6 学校名称：_____

年级和班级：_____年级_____班,班级人数_____人

宿舍：_____幢_____室,同室居住人数_____人

宿舍面积：_____平方米,宿舍窗户可打开面积：_____平方米

宿舍通风:（1）不开窗通风（2）不定时开窗通风（3）每日开窗通风

宿舍环境卫生:（1）好（2）一般（3）差

1.7 家庭环境：

住址：_____,居住人数：_____人

居室面积：_____平方米

居室通风:（1）不开窗通风（2）不定时开窗通风（3）每日开窗通风

居室环境卫生:（1）好（2）一般（3）差

2. 既往病史和接触史

2.1 既往结核病史:（1）有（如仅有一次诊断,则下述两项的内容相同）

第一次诊断时间：_____年,是否治疗:是　　否

最近一次诊断时间：_____年,是否治疗:是　　否

（2）无

2.2 慢性肺病史:（1）有（2）无

2.3 慢性肾病史:（1）有（2）无

2.4 慢性糖尿病史（1）有（2）无

2.5 吸烟史:（1）现在吸（2）以前吸（3）从不吸

2.6 发病前,共同居住的家庭成员有无结核病患者？（1）有（2）无

若有,是否与患者密切接触？（1）是（2）否

2.7 发病前,同班级有无结核病患者？（1）有（2）无（3）不清楚

若有,是否与患者密切接触？（1）是（2）否

发病前,同楼层班级有无结核病患者？（1）有（2）无（3）不清楚

若有,是否与患者密切接触？（1）是（2）否

2.8 如是住宿生,本次发病前同宿舍有无结核病患者？

（1）有（2）无（3）不清楚

若有,是否与患者密切接触？（1）是（2）否

发病前,同楼层宿舍有无结核病患者？（1）有（2）无（3）不清楚

若有,是否与患者密切接触？（1）是（2）否

3. 营养和其他健康状况

3.1 营养状况:（1）好（2）一般（3）差

3.2 睡眠状况:（1）好（2）一般（3）差

3.3 学习、工作和生活压力:（1）大（2）一般（3）小

4. 本次发病和就诊情况

4.1 是否有症状:（1）有（2）无

首次症状出现日期:_____年_____月_____日

4.2 出现的症状（可多选）:

（1）咳嗽（2）咳痰（3）咯血或血痰（4）胸痛（5）胸闷及气短（6）低热（7）盗汗（8）乏力（9）食欲减退（10）消瘦（11）其他（_____）

4.3 自我感觉症状的严重程度:（1）轻（2）中（3）重

4.4 出现症状后的就医过程

就诊序次	就诊日期（年月日）	就诊主要原因	就诊单位名称	诊断结果	治疗情况
1（初诊）					
2					
3					
……					

注:（1）如在机构进行了诊断,需在"诊断结果"处填写具体的诊断结果;如未明确诊断,则填写"未明确诊断"。如该机构有转诊,需同时填写"转诊至 ** 机构"。

（2）如开展了治疗,需在"治疗情况"处填写使用的药品;如未开展治疗,则填写"未治疗"。

5. 本次患者诊疗情况

5.1 患者发现方式:（1）因症就诊（2）接触者筛查（3）健康检查（4）其他

5.2 结核分枝杆菌感染检测:

5.2.1 是否进行结核菌素皮肤试验:

（1）是

检测日期:_____年_____月_____日

结果（mm）:_____ × _____

有无水泡、或双圈、或坏死、或溃疡等:1）有　2）无

（2）否

5.2.2 是否进行伽马干扰素释放试验:

（1）是

方法:

检测日期:年月日

结果:1）阳性2）阴性3）不确定

（2）否

5.3 胸部 X 光片检查异常情况:

检查日期:年月日

左:（1）有（若有,请表明,上、中、下）（2）无

右:（1）有（若有,请表明,上、中、下）（2）无

空洞:(1)有(2)无

粟粒:(1)有(2)无

5.4 病原学检查结果:

采用的标本:(1)痰(2)胸水(3)其他:_____

涂片结果:(1)阴性(2)阳性(3)未查

培养结果:(1)阴性(2)阳性(3)污染(4)未查

分子生物学检测结果:检测方法_____结果_____

药敏结果:H 耐药敏感污染未做

R 耐药敏感污染未做

S 耐药敏感污染未做

E 耐药敏感污染未做

初步菌种鉴定结果:(1)结核分枝杆菌(2)非结核分枝杆菌(3)其他

其他病原学检查(检测手段:_____)结果:(1)阴性(2)阳性(3)未查

5.5 诊断性抗炎治疗:(1)有,结果为:_____

(2)无

诊断性抗结核治疗:(1)有,结果为:_____

(2)无

5.6 诊断结果:

诊断分型:(1)Ⅰ型(2)Ⅱ型(3)Ⅲ型(4)Ⅳ型(5)Ⅴ型

5.7 诊断日期:_____年_____月_____日

5.8 诊断的医疗机构名称:_____

5.9 填写传染病报告卡的日期:_____年_____月_____日

5.10 录入传染病网络报告信息系统的日期:_____年_____月_____日

5.11 结核病登记日期:_____年_____月_____日

5.12 登记分类:

(1)新患者(2)复发(3)返回(4)治疗失败(5)其他(请详述):_____

5.13 开始治疗日期:_____年_____月_____日

5.14 治疗方案:_____

5.15 目前治疗管理方式:(1)休学住院治疗（2）休学本地居家治疗（3）休学回外地原籍治疗（4）未休学居家治疗（5）未休学在校治疗

若休学治疗,休学开始日期:＿＿＿＿年＿＿＿＿月＿＿＿＿日

若住院治疗,入院日期:＿＿＿＿年＿＿＿＿月＿＿＿＿日

6.发病后的学习和生活情况

6.1 患者诊断前 3 个月内 / 自症状出现后至诊断时的上课地点

教室	起始日期	终止日期	上课频率（小时 / 周）	同教室学生范围	同楼层教室及学生范围	备注
地点 1						
地点 2						
地点 3						
……						

注:(1)需填入本表的时间段,以"诊断前 3 个月内"或"自症状出现后至诊断时"之中时间长者为准。

（2）教室:写出教学楼编号及其楼层、教室编号;如患者同期还在其他学校 / 校区上课,也需详细填写。

（3）同教室学生范围:写出在该起始日期至终止日期之间,与该患者一起上课的全部学生所在的班级,如:本班和 * 班全体学生。

（4）同楼层教室及学生范围:写出在该起始日期至终止日期之间,与该教室在同一教学楼层的全部教室中上课的班级。

绘出教室及班级分布图。

6.2（住宿生必须填写）患者诊断前 3 个月内 / 自症状出现后至诊断时的居住地点（宿舍）

宿舍	起始日期	终止日期	居住频率（天 / 周）	同宿舍学生范围	同楼层宿舍及学生范围	备注
宿舍 1						
宿舍 2						
……						

注:填写原则同 6.1 表格。

绘出宿舍分布图。

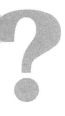

6.3 患者诊断前 3 个月内 / 自症状出现后至诊断时的居住地点（家庭）

家庭	起始日期	终止日期	居住频率 （天 / 周）	同家庭成员名单	备注
家庭 1					
家庭 2					
……					

调查单位：＿＿＿＿＿＿＿＿＿＿＿＿

调查者（签字）：＿＿＿＿＿＿＿＿＿＿＿＿

调查时间：＿＿＿＿年＿＿月＿＿日

附件 13　肺结核患者休学诊断证明

<table>
<tr><td colspan="7" align="center">肺结核患者休学诊断证明（参考）
（正面）</td></tr>
<tr><td>姓名</td><td></td><td>性别</td><td></td><td>年龄</td><td></td><td>身份证号码</td><td></td></tr>
<tr><td colspan="2">学校名称（具体到班级）
及地址</td><td colspan="6"></td></tr>
<tr><td colspan="2">户籍地址</td><td colspan="6"></td></tr>
<tr><td colspan="2">现住址</td><td colspan="6"></td></tr>
<tr><td colspan="2">本人联系电话</td><td></td><td colspan="2">家长姓名
及联系电话</td><td colspan="3"></td></tr>
<tr><td colspan="2">诊断日期</td><td></td><td colspan="2">诊断结果</td><td colspan="3"></td></tr>
<tr><td colspan="2">是否已进行
抗结核治疗</td><td></td><td colspan="2">若是，开始抗结
核治疗的日期</td><td colspan="3"></td></tr>
</table>

　　根据原国家卫计委和教育部联合下发的《学校结核病防控工作规范（2017版）》，该患者符合下述休学条件，需要休学隔离治疗：

　　□病原学阳性肺结核患者；

　　□胸部 X 光片显示肺部病灶范围广泛和 / 或伴有空洞的病原学阴性肺结核患者；

　　□具有明显的肺结核症状；

　　□需休学的其他情况（注明：　）。

医师 / 诊疗专家组签名：_____

诊疗单位（盖章）：_____

　　__年__月__日

复学有关事项告知（参考）

（背面）

1.复学诊断证明由负责学生诊疗管理的结核病定点医疗机构开具。

2.复学条件：

（1）病原学阳性肺结核患者（含耐多药患者和利福平耐药患者）以及重症病原学阴性肺结核患者（包括有空洞／大片干酪状坏死病灶／粟粒性肺结核等）经过规范治疗完成全疗程,达到治愈或完成治疗的标准。

（2）其他病原学阴性肺结核患者经过2个月的规范治疗后,症状减轻或消失,胸部X光片病灶明显吸收;自治疗3月末起,至少两次涂片检查均阴性且至少一次结核分枝杆菌培养检查为阴性（每次检查的间隔时间至少满1个月）。如遇特殊情况的患者,需由当地结核病诊断专家组综合判定。

3.患者需要在结核病定点医疗机构规范接受抗结核治疗,并按时完成病原学检查。请妥善保管全部诊疗相关资料,作为开具复学诊断证明的依据。

4.若开具复学诊断证明的机构并非学校所在地的定点医疗机构,则需该学生患者就读学校／校区所在地的结核病定点医疗机构进行资料的复核,必要时需进行复查。

附件 14 肺结核患者复学诊断证明

<table>
<tr><td colspan="7" style="text-align:center">肺结核患者复学诊断证明（参考）</td></tr>
<tr><td>姓名</td><td></td><td>性别</td><td></td><td>年龄</td><td>身份证号码</td><td></td></tr>
<tr><td>学校名称（具体到班级）及地址</td><td colspan="6"></td></tr>
<tr><td>户籍地址</td><td colspan="6"></td></tr>
<tr><td>现住址</td><td colspan="6"></td></tr>
<tr><td>本人联系电话</td><td colspan="2"></td><td colspan="2">家长姓名及联系电话</td><td colspan="2"></td></tr>
<tr><td>治疗前诊断结果</td><td colspan="6"></td></tr>
<tr><td>开始抗结核治疗日期</td><td colspan="6"></td></tr>
<tr><td rowspan="3">治疗肺结核的医疗机构名称及治疗时间</td><td colspan="6">医疗机构 1： ，治疗起止日期：</td></tr>
<tr><td colspan="6">医疗机构 2： ，治疗起止日期：</td></tr>
<tr><td colspan="6">医疗机构 3： ，治疗起止日期：</td></tr>
</table>

根据原国家卫计委和教育部联合下发的《学校结核病防控工作规范（2017版）》，该患者符合下述复学条件，建议复学：

□病原学阳性肺结核患者以及重症病原学阴性肺结核患者（包括有空洞／大片干酪状坏死病灶／粟粒性肺结核等）经过规范治疗完成全疗程，达到治愈或治疗成功的标准。

□其他病原学阴性肺结核患者经过 2 个月的规范治疗后，症状减轻或消失，胸部X 光片病灶明显吸收，治疗 3 月末、4 月末涂片检查均阴性，并且至少一次结核分枝杆菌培养检查为阴性（每次涂片检查的间隔时间至少满 1 个月）。

后续措施和要求：

□学校校医或班主任应当协助医疗卫生机构督促患者按时服药并定期复查。

□加强对患者的健康教育。

□一旦出现病情恶化，须立即就医。

□其他：＿＿＿＿＿＿＿＿＿＿

医师／诊疗专家组签名：＿＿＿＿＿＿

诊疗单位（盖章）：＿＿＿＿＿＿

＿＿年＿＿月＿＿日

附件 15　结核病筛查告知书

结核病筛查告知书（参考）

尊敬的学生家长：

您好！结核病是一种严重威胁人体健康的传染性疾病，为及时发现和治疗学生结核病患者，避免校内传播，确保学生健康成长，根据国家卫生健康委和教育部联合下发的《学校结核病防控工作规范（2017 版）》等相关文件要求，将对_____县／区_____学校_____年级_____班／_____宿舍学生进行结核菌素皮肤试验检测，以便早期发现肺结核患者。

做结核菌素皮肤试验需在左前臂屈侧做皮内注射，皮试后在原地休息 15~30 分钟，无不适反应后方可离开。注意注射部位避免手抓和接触污物，以免感染发炎；也不能涂抹任何药物和花露水、风油精、肥皂等，以免影响结果的判断。结核菌素皮肤试验注射后一般无不良反应，曾患过结核病或过敏体质者局部可能出现水泡、浸润或溃疡，有的出现不同程度发热，一般能自行消退或自愈，偶有严重者应及时到医院就诊。注射后 72 小时需由体检医护人员进行结果判定。

如有发热（体温 37.5℃以上）、急性传染病（如麻疹、百日咳、流行性感冒、肺炎）、急性眼结膜炎、急性中耳炎、全身性皮肤病及过敏体质，以及医生判定暂不适合进行结核菌素皮肤试验的其他情况者，不宜进行结核菌素试验，请提前告知校方，可用 γ~干扰素释放试验替代。

如年龄≥ 15 岁，还应同时进行胸部 X 光片检查。

本次结核菌素皮肤试验检测强阳性／γ~干扰素释放试验阳性或胸部 X 光片异常者，需到结核病定点医疗机构（_____县／区结核病定点医疗机构为_____）接受进一步检查。

咨询电话：

_____县／区医院

本人及家长已阅读以上信息，并对筛查内容完全知晓和充分理解，将参加相关筛查，以达到早期发现、及时治疗效果。

学生本人签名：　　　　　　时间：_____年___月___日

学生家长签名：　　　　　　时间：_____年___月___日

附件 16　学校肺结核患者接触者筛查一览表

省_____　市_____　县/区_____　学校肺结核患者接触者筛查一览表

患者姓名	接触者姓名	性别	年龄	现详细住址	联系电话	症状筛查	感染检测						胸部X光片检查		痰检			筛查结果	是否为预防性治疗对象	是否接受预防性治疗	是否完成预防性治疗	备注
						肺结核可疑症状筛查日期	TST检测				IGRA检测		检查日期	检查结果	留痰日期	检查方法	检查结果					
							首次检测日期	首次横径★纵径（mm）	二次检测日期	二次横径★纵径（mm）	检测日期	检测结果										

填表说明：

1. 表格中所有日期，均需填写月、日，如：4月1日填写为"4.1"。

2. 肺结核可疑症状：以阿拉伯数字填写序号，0~ 无可疑症状1~ 咳嗽咳痰≥2周，2~ 咯血，3~ 发热，4~ 胸痛，5~ 乏力盗汗，6~ 其他，可填写多项。

3. TST检测有双圈、水泡、坏死、淋巴管炎等情况者，直接在首次或二次横径*纵径栏填写。

4. IGRA检测结果：以阿拉伯数字填写序号，1~ 阴性，2~ 阳性，3~ 不确定，4~ 未查。

5. 胸部X光片检查结果填写序号：1~ 未见异常，2~ 异常（疑似结核病变），3~ 异常（非结核病变），4~ 未查。

6. 痰检：检查方法以阿拉伯数字填写序号，1~ 痰涂片，2~ 痰培养，3~ 分子生物学检查；检查结果以阿拉伯数字填写序号，1~ 阳性，2~ 阴性。若同时采用多种方法检查，需全部写出。

7. 筛查结果：以阿拉伯数字填写序号，1~ 活动性肺结核，2~ 疑似肺结核，3~ 单纯PPD强阳性，4~ 其他（需要注明）5~ 未发现异常。

8. 是否为预防性治疗对象：以阿拉伯数字填写序号，1~ 是，2~ 否。

9. 是否接受预防性治疗：以阿拉伯数字填写序号，1~ 是，2~ 否。

10. 是否完成预防性治疗：以阿拉伯数字填写序号，1~ 完成全疗程服药，2~ 未完成全疗程服药（需在备注里写明未完成原因）。

11. 如若有回原籍情况，请在备注中写明。

12. 如接触者为18岁以下儿童，应在备注中注明家长姓名及其联系电话。

附件 17　预防性治疗知情同意书

预防性治疗知情同意书（参考）

结核病是严重危害人类健康的慢性传染性疾病,也是我国重点控制的重大传染病之一。单纯结核菌素皮肤试验强阳性者 / γ～干扰素释放试验阳性者发展为活动性结核病的风险较高,而进行抗结核药物预防性治疗可以显著降低发病风险。

您的胸部 X 光片检查未见异常,但相关检测提示您感染了结核分枝杆菌,发生结核病的风险较高,建议您进行抗结核药物预防性治疗。

预防性治疗中所用的药物包括异烟肼、利福平、利福喷丁等,都已在临床应用并被证明是安全、有效的。但由于服药时间较长,一般为 3~6 个月,而且存在个体差异,因此在用药过程中可能出现不良反应。如果您在用药中出现任何不适,请您及时通知医生或到结核病定点医疗机构就医,我们将采取有效措施进行处理。

您参加抗结核药物预防性治疗是完全自愿的。不管您是否愿意参加预防性治疗,都要阅读以上文字,签署您的意见。

如果您愿意参加预防性治疗,我们将为您进行预防性治疗前的检查,确定您是否适合开展预防性治疗;对适合者,将推荐预防性治疗的方案,并由医生为您进行指导。

如果您不愿意参加预防性治疗,也请您签名并手写"拒绝治疗"字样;您要特别注意加强体育锻炼、增加营养、注意劳逸结合,保证良好的睡眠,增加身体抵抗力;同时应加强健康监测和随访观察,出现肺结核可疑症状及时到结核病定点医疗机构就医;在首次筛查后 3 月末、6 月末、12 月末各进行一次胸部 X 光片检查。

自愿预防性治疗者签字:＿＿＿＿＿＿＿＿　　日期:＿＿＿＿年＿＿月＿＿日

拒绝预防性治疗者签字:＿＿＿＿＿＿＿＿　　日期:＿＿＿＿年＿＿月＿＿日

家长签字:＿＿＿＿＿＿＿＿　　　　　　　　日期:＿＿＿＿年＿＿月＿＿日

医生签字:＿＿＿＿＿＿＿＿　　　　　　　　日期:＿＿＿＿年＿＿月＿＿日

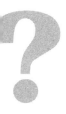

附件 18　学校预防性治疗服药记录卡

学校预防性治疗服药记录卡（参考）

姓名：			专业:年级:班级：					
年龄：		性别：			宿舍楼号：			宿舍号：
预防性治疗方案：			管理人:1.校医 2.辅导员 3.班主任 4.志愿者 5.自己					
第 1 个月			第 2 个月			第 3 个月		
日期	是否服药	未服药原因	日期	是否服药	未服药原因	日期	是否服药	未服药原因
第 4 个月			第 5 个月			第 6 个月		
日期	是否服药	未服药原因	日期	是否服药	未服药原因	日期	是否服药	未服药原因
全疗程规律治疗评价	中断服药:1.有（次数:） 2.无				实际服药次数:　　　次			
	全疗程应服药次数:　　　次				服药率:　　　%			
中断原因调查	不良反应:							
	自行停药:							
	发生结核病及其诊断日期:							
	备注:							
服药人签字：					管理人签字：			

附件 19　学校抗结核预防性治疗登记册

学校抗结核预防性治疗登记册

登记日期	登记号	姓名	性别	年龄	年级和班级	现住址	预防性治疗方案	开始治疗日期	完成治疗日期	是否规律治疗	转为患者日期	经诊医生

注：本表格由县（区）级疾病预防控制机构填写。

附件 20   结核分枝杆菌的常用消毒方法

消毒对象	消毒因子	作用方式	使用浓度及剂量	作用时间	注意事项
室内空气	紫外线	直接照射	辐照强度>70μW/cm2,且灯管总功率满足≥1.5W/m3	>30min	需定期擦拭灯管
		间接照射	>100μW/cm2（功率为30W的灯管）且循环量（m3/h）必须是房间体积的8倍以上		需定期清理进、出风口和灯管
	过氧乙酸	熏蒸	浓度5000mg/L~10000mg/L,用量达到1g/m3	2h	湿度在60%~80%
痰等口鼻分泌物		焚烧			
	漂白粉精干粉		含有效氯70%~80%,按分泌物、药比例20:1	2h	干粉搅匀
	含氯消毒剂	浸泡	20000mg/L,按分泌物、药比例1:2	2h	完全浸泡
家具、教室、课桌椅、门及把手	过氧乙酸	喷洒或擦拭	2000mg/L~5000mg/L，用量300ml/m2	1h	消毒结束后需用清水擦去或洗去残留液
	含氯或含溴消毒剂	喷洒或擦拭	1000mg/L~2000mg/L，用量300ml/m2		
室内地面	含氯或含溴消毒剂	喷洒或擦拭	1000mg/L~2000mg/L，用量300ml/m2	1h	消毒结束后用清水擦去或洗去残留液
	过氧乙酸	拖地	2000mg/L~5000mg/L，用量300ml/m2		
		喷洒	2000mg/L~5000mg/L，用量300ml/m2		
拖把	含氯或含溴消毒剂	浸泡	1000mg/L~2000mg/L	1h~2h	清洗干净后干燥
痰盂、便器	含氯或含溴消毒剂	浸泡	1000mg/L~2000mg/L	1h~2h	清洗干净后干燥

附件 21　肺结核患者个案调查一览表

序号	姓名	性别	年龄	学校	年级	班级	寝室楼（幢）	寝室号（室）	可疑症状（有/无）	症状出现日期	首诊日期	结核菌素试验结果（横径★纵径 mm）	胸片检查结果	痰菌检查诊断方法及结果	诊断	诊断日期	传染病报告日期	诊断单位	现状（住院/居家/在校）	住院治疗医院名称	登记方案	现管理单位	流调日期	休学（是/否）	休学日期	复学日期	备注

填表说明：

1. 序号：为流水号，每年从"1"开始。

2. 表格中所有日期，均需填写月、日，如：4月1日填写为"4.1"。

3. 肺结核可疑症状：以阿拉伯数字填写序号，0＝无可疑症状 1～咳嗽咳痰≥2周，2～咯血，3～发热，4～胸痛，5～乏力盗汗，6～其他，可填写多项。

4. 胸部检查结果：以阿拉伯数字填写序号，1～未见异常，2～异常（疑似结核病变），3～异常（非结核病变），4～未查。

5. 痰菌检查方法及结果：检查方法以阿拉伯数字填写序号，1～痰涂片，2～痰培养，3～分子生物学检查；检查结果以阿拉伯数字填写序号，1～阳性，2～阴性。若同时采用多种方法检查，需全部写出。

6. 现状：以阿拉伯数字填写序号，1～住院，2～居家，3～在校。

7. 休学：以阿拉伯数字填写序号，1～是，2～否。

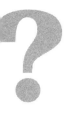

附件22 学校结核病散发疫情现场调查核实反馈表

学校结核病散发疫情现场调查核实反馈表（参考）

学校名称：

信息来源：
1. 主动监测　2. 下级报告　3. 媒体报道　4. 举报　5. 其他（　　　）

报告肺结核或疑似肺结核患者数：_____人

上述患者的报告起止日期：_____年__月__日至_____年__月__日

序号	姓名	性别	年龄	职业	诊断	报告单位	报告日期	现场核实结果
1								
2								
3								
……								

流行病学调查情况：

处理意见:(对是否进行应急处理或常规处理等措施,逐条提出明确的建议)

_____疾病预防控制中心（盖章）

_____年__月__日

注：本反馈表由疾病预防控制机构填写,适用于发生3例及以上有流行病学关联病例的散发疫情。必须报给同级卫生健康行政部门和上级疾病预防控制机构,疾病预防控制机构留存一份。

附件 23　散发疫情发生情况记录表

学校名称	是否寄宿制	指示病例报告日期	指示病例所在年级	发现的活动性肺结核患者数（例）		是否上一年度已报告
				总例数	病原学阳性患者例数	

填表说明：

1. 本记录表由疾病预防控制机构填写，适用于发生 3 例及以上有流行病学关联病例的散发疫情。

2. 学校名称：应为学校当前的规范全称。

3. 是否寄宿制：以阿拉伯数字填写序号，1~ 是，2~ 否。

4. 指示病例报告日期：指第一例活动性肺结核患者填报传染病报告卡的日期，需填写月、日，如 4 月 1 日填写为"4.1"。

5. 指示病例所在年级：以阿拉伯数字填写序号，1~ 幼托儿童，2~ 小学一年级，3~ 小学二年级，4~ 小学三年级，5~ 小学四年级，6~ 小学五年级，7~ 小学六年级，8~ 初中一年级，9~ 初中二年级，10~ 初中三年级，11~ 高中一年级，12~ 高中二年级，13~ 高中三年级，14~ 大学一年级，15~ 大学二年级，16~ 大学三年级，17~ 大学四年级，18~ 大学五年级，19~ 研究生，20~ 其他。

6. 发现活动性肺结核患者数：指截至 12 月 31 日，有流行病学关联的活动性肺结核患者总例数和其中的病原学阳性患者例数。

7. 是否上一年度已报告：上一年度已报告指的是指示病例报告日期在上一年度、但其处置工作延续至本年度、且在上一年度已报告。以阿拉伯数字填写序号，1~ 是，2~ 否；如填写为"是"，则本表中的前 4 列应与上一年度报告的信息一致，发现活动性肺结核患者数为当年新增的患者数和其中的病原学阳性患者例数。

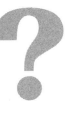

附件 24 突发公共卫生事件初次报告框架

一、学校基本情况

主要包括疫情（事件）发生地的单位名称、性质（公办／民办,寄宿制／非寄宿制）、地理位置（城市／农村）,年级班级分布,教职员工和学生数量;建筑布局（教室和宿舍分布、人均使用面积等）、教学及生活环境（通风情况等）、卫生情况,有无校医院、疫情报告人,校医配备情况等。

学校结核病日常防控措施落实情况（体检、晨检、因病缺勤病因追查等）,既往学校结核病发生情况等。

二、疫情（事件）概况（包括发生发展经过）

主要包括指示病例基本情况（所在班级和宿舍;发现时间,发现方式,症状出现时间,就诊过程,诊断时间,大疫情报告时间等）,接触者筛查前的主动就诊病例及其他重点病例的发病、就诊、诊断、报告全过程,每一轮筛查发现患者数（发现的患者总例数和病原学阳性患者例数）、疑似患者数和单纯 TST 检测强阳性数／IGRA 阳性数。附上《肺结核患者个案调查一览表》（附件 21）,同时参照该一览表格式,列出全部疑似患者一览表。

三、流行病学特征

本次疫情中发现的所有患者的时间、空间（患者所在教室、宿舍分布图）、性别、年龄等分布。

四、已采取（计划采取）处理措施

针对不同部门开展的工作分别进行描述,区分已落实工作和计划开展工作。包括:组织领导及经费保障等措施,接触者筛查情况汇总（筛查方式,筛查范围,筛查时间,应筛查人数,实际筛查人数,异常人数,诊断患者总数、疑似患者总数和 TST 检测强阳性总数／IGRA 阳性总数等）,已诊断患者的治疗管理及休学情况、疑似患者隔离情况,预防性治疗实施情况,健康教育,舆情监测及心理疏导情况,加强晨检、因病缺勤病因追查及登记情况,校园卫生及消毒执行情况。

五、疫情发生原因分析

初步判定疫情发生相关因素，重点在于说明防控薄弱环节。

六、风险评估和疫情研判

判定疫情未来发展风险。

七、下一步处置计划

对疫情处置提出下一步处置计划。

附件 25　突发公共卫生事件进程报告框架

一、疫情进展情况

上次报告后新增和累计的病例和疑似病例数,疑似病例的排查和诊断结果,累计病例的三间分布情况。按照最新信息更新患者和疑似患者个案一览表（参照附件21）。

二、处置进展情况

接触者筛查进展情况（筛查方式,筛查范围,筛查时间,应筛查人数,实际筛查人数,异常人数,诊断患者数、疑似患者数和 TST 检测强阳性数 /IGRA 阳性数等）,已诊断患者的治疗管理及休复学 / 休复课情况,预防性治疗实施情况,其他措施落实情况（健康教育,舆情监测及心理疏导,日常防控措施,校园环境卫生及消毒措施情况等）。

三、下一步处置计划

对疫情处置提出下一步处置计划。

附件 26　突发公共卫生事件结案报告框架

一、学校基本情况

主要包括疫情（事件）发生的单位名称、性质（公办／民办，寄宿制／非寄宿制）、地理位置（城市／农村），年级班级分布、教职员工和学生数量；建筑布局（教室和宿舍分布、人均使用面积等）、教学及生活环境（通风情况等）、卫生情况，有无疫情报告人、校医配备情况等。

学校结核病日常防控措施落实情况（新生入学体检、晨检、因病缺勤病因追查等），既往学校结核病发生情况等。

二、疫情发生发展概况

主要包括指示病例基本情况（所在班级、宿舍；发现时间，发现方式，症状出现时间，就诊过程，诊断时间，大疫情报告时间，目前治疗管理情况等），接触者筛查前的主动就诊病例及其他重点病例的发病、就诊、诊断、报告全过程，及筛查发现患者的情况（发现的患者总例数和病原学阳性患者例数）。

三、流行病学特征

本次疫情中发现的所有患者的时间、空间（患者教室、宿舍分布图）、性别、年龄等分布。

四、已采取处理措施

针对不同部门开展的工作分别进行描述，区分已落实工作和计划开展工作。包括：组织领导及经费保障等措施，接触者筛查情况的汇总分析（包括筛查方式、筛查范围、筛查时间、应筛查人数、实际筛查人数、异常人数、诊断患者数、疑似患者数和 TST 检测强阳性数 /IGRA 阳性数等），已诊断患者的治疗管理及休复学／休复课情况，预防性治疗实施，健康教育，舆情监测及心理疏导情况，加强晨检、因病缺勤病因追查及登记情况，校园卫生及消毒执行情况。

五、疫情发生原因分析

分析疫情发生原因，找出防控薄弱环节。

六、事件评估

明确写出结案依据，对事件处置的及时性、适宜性和效果进行评价。

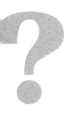

附件 27　各机构现场督导信息记录表

学校结核病防控工作现场督导信息记录表（参考）

一、学校基本情况

1. 学校名称：＿＿＿＿＿＿＿＿＿＿＿＿＿＿＿＿

2. 年级数：＿＿＿＿＿＿班级数：＿＿＿＿＿平均每班学生数：＿＿＿＿（初中和高中填写）

学院数：＿＿＿＿＿＿班级数：＿＿＿＿＿平均每班学生数：＿＿＿＿（大专院校填写）

3. 学生总数：＿＿＿＿＿人，住宿生数：＿＿＿＿＿＿＿人，走读生数：＿＿＿＿＿＿人

4. 教职员工总数：＿＿＿＿＿＿＿人，教师数：＿＿＿＿＿＿＿人，其他员工数：＿＿＿＿人

二、学校结核病防控有关制度建设情况

1. 是否将结核病防控纳入学校工作计划？　是　　　否

2. 是否建立结核病防控工作责任制？　　　是　　　否

3. 是否明确疫情报告人？　　　　是（写出姓名：＿＿＿＿＿）　　　否

4. 是否建立学校与当地医疗卫生机构和教育行政部门之间的联系机制？

是　　　否

医疗卫生机构联系人姓名：＿＿＿＿＿＿＿＿联系方式：＿＿＿＿＿＿

教育行政部门联系人姓名：＿＿＿＿＿＿＿＿联系方式：＿＿＿＿＿＿

三、学校医务室（初中、高中）/校医院（大专院校）机构及人员设置情况

1. 是否有医务室/卫生室（托幼机构、小学、初中和高中）？有　　无

2. 有无校医？有　　无

编号	姓名	年龄	学历	职称	工作年限	从事专业
1						
2						
…						

3. 是否有校医院（大专院校）？是　　　否

4. 校医院医护人员数量：＿＿＿＿＿＿＿人，其中医生＿＿＿＿＿＿人，护士＿＿＿＿人

5. 校医院预防保健科人员数：＿＿＿＿＿＿＿＿＿人

6. 上一年度校医接受结核病防控相关培训的人次数：＿＿＿＿＿人次

四、校园卫生环境

1. 教学楼

1.1 每间教室：平均面积：＿＿＿＿＿＿＿＿＿m^2，平均容纳的学生数：＿＿＿＿＿人

1.2 是否每天开窗通风：是　　　　否

1.3 卫生状况：好　　一般　　差

2. 宿舍楼

2.1 每间宿舍：平均面积＿＿＿＿＿m^2，平均住宿人数：＿＿＿＿＿人 / 间

2.2 是否每天开窗通风：　　是　　　　否

2.3 卫生状况：好　　一般　　差

3. 图书馆（阅览室）

3.1 是否每天开窗通风：是　　　　　否

3.2 卫生状况：好　　一般　　差

4. 食堂

4.1 是否每天开窗通风：是　　　　　否

4.2 卫生状况：好　　一般　　差

五、健康体检

1. 学生

1.1 是否开展新生入学健康体检？是　　　　否

1.2 新生入学健康体检是否包含结核病检查项目？是　　　否

1.3 结核病检查项目包括：

（1）结核病可疑症状问诊

（2）既往结核病史和结核病患者密切接触史调查

（3）结核菌素皮肤试验

（4）胸部 X 光片

（5）其他注明：＿＿＿＿＿＿＿＿＿＿＿＿＿＿

1.4 新生体检的经费是否落实到位？是（＿＿＿＿＿＿＿元 / 人）　　　否

1.5 健康体检的结果是否纳入健康档案？是　　　否

1.6 上一年度年新生入学体检情况：

（1）全校入学新生数：＿＿＿人

（2）开展含结核病检查在内的体检人数：＿＿＿人

2. 教职员工

2.1 是否开展常规健康体检？是　否

2.2 健康体检是否包含结核病检查项目？是否

2.3 结核病检查项目包括：

（1）结核病可疑症状问诊

（2）既往结核病史和结核病人密切接触史调查

（3）结核菌素皮肤试验

（4）胸部 X 光片

（5）其他：＿＿＿＿＿＿＿＿＿

2.4 教职员工体检经费来源：自费政府投入（＿＿＿元／人）

2.5 健康体检结果是否纳入健康档案？是　否

六、健康教育

1. 在新生入学教育中，是否集中开展结核病防治知识宣传？是　　　否

2. 是否开设有传染病防治知识的健康教育课？是　否

3. 健康教育课中是否包含结核病防治知识教育内容？是　　否

4. 是否邀请结核病防治专业人员开展结核病防治的专题讲座？

是（次数：次）　　　否

5. 是否开展其他健康教育宣传活动

（1）结核病防治知识的竞赛活动：是（次数：次）　　否

（2）结核病防治知识的征文活动：是（次数：次）　　否

（3）结核病宣传的黑板报、或宣传展板：是（期数：期）　　　否

（4）印发结核病宣传的小册子：是（册数：册）　　否

（5）其他（注明）：＿＿＿＿＿＿＿

七、晨检和因病缺勤病因追查制度

1. 学校是否建立了晨检制度（初中和高中）？是　否

2. 是否有晨检登记本？是　否

3. 执行晨检的人员？

（1）班主任

（2）班干部

（3）卫生保健老师或校医

（4）其他：_____

4. 晨检发现肺结核可疑症状者的处理？

（1）告知学生家长带学生去医院诊治

（2）报告校医，学校指定人员陪同就诊

（3）其他：_____

5. 学校是否执行因病缺课登记和追踪制度？是　　否

6. 是否建立因病缺勤病因追查制度？是　　否

7. 学生因病缺勤后，谁负责跟踪调查学生缺勤的原因？

（1）班主任

（2）班干部

（3）校医

（4）其他：_____

8. 因病缺课原因如怀疑为肺结核，是否报告学校医务室（卫生室）？是　　否

9. 晨检和因病缺勤病因追查发现的疑似结核病病例，疫情报告人是否向当地疾病预防控制机构报告？是　　否

10. 查看过去一个月的晨检和因病缺勤病因追查登记本：

（1）晨检中发现咳嗽咳痰人次数：_____人次

（2）因病缺勤人次数：_____人次

因结核病缺勤人次数：_____人次

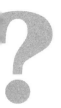

八、已诊断肺结核患者的管理

1. 上一年度本校因结核病办理休学的学生人数：_____人

2. 目前未休学／已复学、但仍在治疗中的学生结核病患者人数：_____人

3. 是否协助当地结核病防治机构督促不需休学的结核病患者按时服药？

是　　　　否

4. 是否协助当地结核病防治机构督促不需休学的学生结核病患者到结核病防治机构或定点医疗机构随访复查？

是　　　　否

疾病预防控制机构和医疗机构督查信息记录表（参考）

疾病预防控制机构（以下均为督导时上一年度的数据）

1. 核实学校肺结核单病例预警信息的人次数：＿＿＿＿人次

2. 反馈给学校的学生肺结核患者例数（查阅相关记录）：＿＿＿＿例

3. 开展追踪的学生肺结核患者例数（查阅相关记录）：＿＿＿＿例

4. 核实学校结核病患者信息与开展指示病例个案调查的时间间隔（查阅相关记录）：最短＿＿＿＿天，最长＿＿＿＿天

5. 核实学校结核病患者信息与开展首次密接者筛查的时间间隔（查阅相关记录）：最短＿＿＿＿天，最长＿＿＿＿天

6. 从完成现场调查至组织完成密接者筛查工作的时间间隔（查阅相关记录）：最＿＿＿＿短天，最长＿＿＿＿天

7. 协助辖区内学校开展健康教育的次数：＿＿＿＿次

8. 协助辖区内学校开展培训的次数：＿＿＿＿次

定点医疗机构（以下均为督导时上一年度的数据）

1. 辖区内登记的学生肺结核患者例数：＿＿＿＿例

2. 为辖区内学校在校学生开具休学诊断证明的人次数：＿＿＿＿人次

3. 为辖区内学校在校学生开具复学诊断证明／复核外地开具的复学诊断证明的人次数：＿＿＿＿人次

4. 开展结核病诊疗相关医务人员技术培训的次数：＿＿＿＿次

非定点医疗机构（以下均为督导时上一年度的数据）

1. 发现的学生或学生年龄段的肺结核／疑似肺结核患者例数：＿＿＿＿例

2. 在大疫情系统中报告的学生或学生年龄段的肺结核／疑似肺结核患者例数：＿＿＿＿例

3. 转诊的学生或学生年龄段的肺结核／疑似肺结核患者例数：＿＿＿＿例